急诊医疗资源运作管理方法

Emergency
Medical Resources

陈尔真 主 审

刘 冉 杨之涛 著

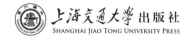

上海交通大学出版社
SHANGHAI JIAO TONG UNIVERSITY PRESS

内容提要

    急诊服务作为公共卫生保障体系的重要组成部分,其主要任务是对突发疾病、意外伤害以及医务人员判断为紧急状况的患者,提供全天 24 小时的及时医疗服务。由于急诊一般不采用预约机制,与普通门诊的就诊具有显著差异。本书主要介绍了急诊医生的排班优化方法、急诊床位资源的运作管理方法、院前急救和急诊协同的医疗资源运作管理方法,以及突发重大公共卫生事件期间急诊运作管理方法。本书可供急诊医生、医院管理人员以及医学生等相关人员阅读参考。

图书在版编目(CIP)数据

    急诊医疗资源运作管理方法 / 刘冉,杨之涛著.

上海:上海交通大学出版社,2024.9 -- ISBN 978-7-313-30956-3

    Ⅰ. R199.2

    中国国家版本馆 CIP 数据核字第 2024FD8507 号

急诊医疗资源运作管理方法

JIZHEN YILIAO ZIYUAN YUNZUO GUANLI FANGFA

著　　者:刘　冉　杨之涛

出版发行:上海交通大学出版社　　　　　　地　　址:上海市番禺路 951 号

邮政编码:200030　　　　　　　　　　　　电　　话:021 - 64071208

印　　制:上海锦佳印刷有限公司　　　　　经　　销:全国新华书店

开　　本:710 mm×1000 mm　1/16　　　　印　　张:10.5

字　　数:164 千字

版　　次:2024 年 9 月第 1 版　　　　　　印　　次:2024 年 9 月第 1 次印刷

书　　号:ISBN 978 - 7 - 313 - 30956 - 3

定　　价:78.00 元

急诊服务作为公共卫生保障体系的重要组成部分,主要任务是对突发疾病、意外伤害以及医务人员判断为紧急状况的患者,提供全天 24 小时的及时医疗服务。许多急诊患者病情危重,需要医务人员及时抢救,因此急诊科面临短时间内对患者进行救治的压力。尤其近年来,随着我国社会的快速发展和人民健康意识的不断增强,加之伴随人口老龄化导致的各种突发性疾病和意外的增加,急诊医疗服务的需求快速增长。高效的急诊医疗服务对挽救人民群众生命,减轻伤残具有重要作用。

急诊医疗服务的重要性已经为社会所认知。但是实践中急诊服务却面临诸多困难和挑战。急诊服务面临的主要困难在于其工作环境的高度复杂性、动态性和不确定性。首先,急诊科面对不同紧急程度的患者,按照现行分类标准可以将患者分成 4 个等级,不同等级的患者救治的紧急程度不同。心肌梗死、脑梗死等患者更需要在数分钟内得到快速救治。而且急诊科具有承前启后的作用,需要与院前 120 急救实现无缝对接和协同,又需要将部分患者对接转移到医院的住院部。面对不同等级的患者以及复杂的承上启下功能,急诊科的工作具有很高的复杂性。

同时,急诊一般不采用预约机制,这与门诊等科室具有显著的不同。由于患者的到达时间具有高度不确定性,急诊科必须面对高度动态随机到达的患者。必须提及的是,急诊患者的到达不仅仅具有不确定性,其到达速率变化还很大,高峰时期患者的到达速率是低谷时期的几倍甚至十几倍,容易造成急诊拥堵、排队等待时间长等现象。

以上特点给急诊科的服务带来严峻挑战。例如,在患者到达的高峰时段,医务人员和医疗资源均面临不足的困境,患者的等待时间也难以得到有效控制。21世纪以来,世界各国的急诊服务资源都非常紧张,患者的等待时间难以有效控制。如何在资源有限的情况下,提高急诊服务的响应效率,使广大患者得到及时有效的救治已经成为各国医疗卫生管理部门和医院亟待解决的难题。一个普遍的认知是,解决这些问题需要建立科学合理的急诊服务模式,实施信息化和智能化手段提高资源配置效率,使用科学的管理方法实现有限医疗资源的使用优化,以提高急诊医疗资源的使用效率,提升急诊科管理水平。

尤其自2019年12月以来,一种新发急性呼吸道传染病在全球大规模流行。这场来势汹汹的疫情对全球公共卫生安全构成了严峻挑战,对全球医疗体系造成了巨大冲击,医疗系统应对疫情的能力成为各国普遍关注的焦点。其中,急诊医疗服务的管理问题尤为突出,引发重点关注。例如,在急诊就诊过程中,如何优化患者流程,避免交叉感染,减少患者等待时间;在面对大量患者涌入时,如何合理制订急诊医护人员的工作计划和值班表,以应对患者突发性增加的需求;在城市暴发疫情时,如何设置临时医疗救治点以控制疫情等。实践证明,通过改进以上管理环节,可以提高急诊系统应对公共卫生事件的能力,提升对突发疫情乃至社会公共安全事件的应变能力。

随着居民生活水平的提高和医疗保健意识增强,人们对医疗服务质量的要求也日益增加。我国作为人口大国,医疗资源服务面临极大压力。如何在任何形势下保障急诊医疗服务的有效运行,确保公众健康权利,是亟待解决的重要课题。科学探索和真理实践是推动新兴学科不断发展完善的基石。急诊医学作为一门相对年轻的学科,其快速发展需要坚持以科学求实的态度,不断总结临床经验,推进理论创新。如何提高急诊服务水平是一个系统工程,需要医学、管理学、工程学等多学科共同努力,综合运用多学科知识,持续推进理论与实践创新,才能使急诊医学在服务社会发展中更好地发挥作用,为保障公共健康和提高人民福祉做出应有的贡献。

在此次新发急性呼吸道传染病之前,上海交通大学医学院附属瑞金医院急诊科已经总结了丰富的急诊运作管理方法的经验。在新发急性呼吸道传染病疫情的冲击下,上海多部门统筹协作,投入到抗击疫情的战斗中。在此基础上,瑞金医院急诊科进一步总结了疫情下急诊服务管理的宝贵经验。现结合多年的实际情况,编写了以下内容:急诊医生排班优化方法、床位资源运作、院前急救与急诊协同运作,以及新发急性传染病大流行期间急诊医疗管理、大型临时医疗救治点医疗服务管理等。希望能与业内同行分享这些经验总结,使其成为应对平时、疫时急诊运作管理的有效工具,对于提高我国急诊系统应对疫情等突发事件的能力,保障公众生命健康具有重要意义。我们也希望在实践中不断完善相关管理措施,提高资源配置效率,保证急诊服务水平。同时,也希望与各方形成合力,为构建更加完善的公共卫生体系而努力。

科学方法在不断发展,但科学精神永恒不变,在批判和质疑中探索科学真理,在实践和实证中获得科学灵感。我们的研究工作具有学科前沿性,同时考虑了我国特有的医疗体制环境,为管理科学和医疗服务交叉学科开拓了新方向。展望未来,我们将继续秉持科学求实的精神,不断深化理论研究,积极推动成果转化应用,以提高我国急诊系统应对公共卫生事件的能力,切实保障人民群众的生命安全与健康权益。

本书汇集了作者多年从事急诊医疗服务运营管理和医院管理研究的心血成果。在研究和撰写过程中,我们非常荣幸地得到了上海交通大学医学院附属瑞金医院陈尔真教授的悉心指导。陈尔真教授拥有丰富的急诊急救临床工作经验及医院管理经验,提出了许多非常宝贵的急诊实践问题,使本书研究满足我国医疗体制与环境的实际需要,使得我们的研究思路不断清晰并得以推进。在此,我们衷心感谢他给予的宝贵支持!

本研究得到了国家社会科学基金(19BGL245)的资助。首先,非常感谢国家社会科学基金委员会对本研究的资助。其次,感谢参与急诊管理研究的团队成员上海交通大学附属瑞金医院急诊科毛恩强教授、周易医生、裴蕾博士生、景峰护理督导、许敬华护士长;医务处高卫益处长、应急管理办公室周帅主任;信息中心朱立峰主任、万歆老师。感谢上海交通大学工业工程与管理系潘尔顺教授、杭州师范大学王子翔老师,以及上海交通大学工业工程与管理系研究生周博、王铖恺、吴泽锐、张越、徐捷、刘玉欣对本书的贡献!同时,感谢参与大上海保卫战瑞金医院特大型临时医疗救治点管理保障团队的成员:宁光院士、陈尔真教授、毕宇芳教授、陈影主任医师、医务处尚寒冰副处长、谢之辉老师、瑞金海南医院顾志冬院长、院感科张祎博老师、学科规划与大设施管理处林靖生处长、曹青老师、丁燕敏主任、信息中心马龙鑫和汤杰老师、景峰护理督导、黄晨护士长、药剂科于平老师、裘卫宇老师、资产管理处王旭、对外合作部张徐婧老师以及东方医院吴文娟教授提供宝贵的实战经验！最后，感谢瑞金医院科技发展处、医务一处、应急管理办公室、信息中心、急诊科其他医护人员的大力帮助，使得调研、数据收集及撰写等工作顺利进行，对此由衷感谢！

　　我们还要衷心感谢上海交通大学出版社编辑的热心协助与悉心指导，正是他们在出版过程中给予的宝贵建议与大力支持，才使本书的出版工作得以顺利完成。在此代表全体作者向编辑们表示衷心的谢意！

作者　刘　舟　杨之涛
2023 年 9 月

CONTENTS | **目录**

第 **1** 章 绪 论

医疗服务是指医疗卫生机构及其医务人员依据国家医疗卫生法规政策,面向人民群众提供疾病防治、诊断、治疗、康复等医疗保健服务的专业活动。其宗旨在于维护和提高公众健康,是社会公共服务的重要组成部分。提供高质量、高效率的医疗服务需要政府加强监管,合理配置医疗资源,鼓励医疗机构和人员提高服务水平,同时还需要注重提升服务过程的人性化,维护患者权益,保障服务的公平性和安全性。充分发挥医疗服务在预防治疗、联合医学研究、培养医疗人才等方面的重要作用,是实现健康中国、建设医疗强国的关键。

1.1 研究背景及意义

近年来,随着人类生活质量的提高和信息技术的发展,公众医疗保健意识显著增强,患者能获得更多医疗信息和知识,对医疗服务质量的要求也日益提高。此外,全球人口增长和老龄化现象十分突出,导致医疗服务需求量激增,医疗费用大幅攀升,给医疗服务业带来巨大挑战。随着生活水平的改善,公众对医疗服务的要求也在变化,不仅注重医疗技术,也看重服务质量。这既为医疗服务业带来了机遇,也对医疗服务能力提出了更高的要求。如何提升医疗服务质量,实现以人为本,是必须正视和解决的问题。这需要医疗机构不断提高服务意识,优化流程,应用信息技术,培养高素质医务人员,以满足公众日新月异的医疗服务需求。

在医疗卫生资源体系中,急诊医疗资源承担着救治突发急重症的重任,在保障人民生命健康方面发挥着不可替代的作用。及时开展紧急救治可以挽回患者生命,避免病情恶化以及不可逆的生理功能损害,对保障人民群众生命健康和社会稳定具有极其重要的意义。同时,急诊可以通过对患者的分流提高医疗资源利用的效率。通过建立疾病监测预警机制，对维护国家安全和社会稳定发挥关键支撑作用。急诊资源关系着国计民生与社会公共利益，充分注重和完善急诊医疗体系，加强急诊资源建设是现代医疗体系的应有担当，是实现人权健康和保障社会进步的应有之责。当代社会亟须实现急诊资源与常规资源的优化配置与整体协同，形成合力，以全面提升医疗服务水平，满足多层次的医疗需求。

自 2019 年 12 月起，新型冠状病毒（SARS-CoV-2）以其强传染性和快速传播特征在全球迅速蔓延，引发新型冠状病毒肺炎（COVID-19）大流行，这给全球公共卫生安全带来了严峻挑战。这场燎原之势的疫情不仅导致大量人员感染，也对各国医疗体系造成了巨大冲击，尤其反映在急诊医疗服务管理方面。随着社会经济发展水平的提高，公众健康意识和医疗服务质量要求也日益增长。我国有着 14 多亿人口规模，疫情对社会秩序和民生造成了深远影响。虽然中国政府采取了一系列及时有力的防控应对措施，但医疗资源仍面临极大压力。如何在疫情冲击下，乃至重大公共卫生事件发生时，保证急诊医疗服务的有效运转，确保公众健康权利不受影响，是迫切需要解决的重大课题。这需要从优化资源配置、改善流程管理等多方面入手，运用科学、系统的方式提高急诊医疗服务管理水平，使得急诊医疗服务能力不断提升，为人民提供及时、高效的医疗救助，切实维护公众健康和生命安全。

1.1.1　急诊医疗服务的定义和流程

1.1.1.1　传统急诊医疗服务的定义和流程

急诊患者主要有两种到达方式，分别为救护车送达和患者自行到达。每位急诊患者到达后，首先由相应医护人员（救护车负责医护和预检台护士）进行分诊，根据患者的病情严重程度（生命体征和主诉），依照国家卫生健康委员会制订的病情分级指导原则，对急诊患者进行分级。一般将患者病情紧急程度分为 4 级，不同级别患者的就诊过程涉及不同的急诊部门和流程，如图 1-1 所示。濒危、危重患者被分级为 1 级和 2 级患者，这类患者由于病情严重，死亡风险高，需要立即送至抢救室救治。此类患者无须排队，通过医院单独的抢救绿色通道，直接进入抢救室抢救，后续转入重症监护室（intensive care unit, ICU）或相应科室。急症、非急症患者被分级为 3 级和 4 级患者，这类患者经预检分诊后,须自行至挂号处挂号缴费,随后前往相应的急诊科室(急诊内科、急诊外科等),根据病情需要进行相应实验室及影像学检查,随后根据检查结果在同一医生处进行二次复诊,并根据需要进行治疗或再次检查,一般按照先到先服务(first come first serve,FCFS)的排队规则等待就诊。如患者排队就诊期间发生病情变化,由急诊科诊室巡视护士评估病情后再次进行分级诊疗(简称"分诊"),然后决定患者后续的救治场所。

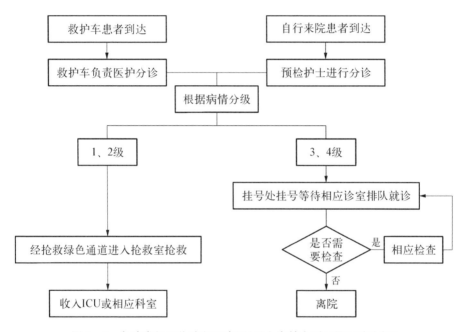

图 1 - 1　急诊常规运作流程示意图(以上海某大型三甲医院为例)

1.1.1.2　发热门诊

发热患者急诊分诊是根据其病情严重程度和医疗场所的具体设施情况决定的,一般将生命体征平稳的单纯发热和(或)合并轻度呼吸道症状的患者分入诊室,中、重度患者则推荐至普通急诊。具体流程将在后续章节展示。

1.1.1.3　临时医疗救治点

特大型临时医疗救治点为服务及应对各种突发灾害下大量并迅速激增伤病员的救治情况,须组建快速、架构明晰、行动有力。其组织管理架构主体主要考虑综合指挥协调、医疗护理支持、感染防控、物资保障、信息系统支持、宣传等的构建,并为实现不同场景及不同诊治阶段的功能特点,实现组织构架及人力资源方面的动态调整。

1.1.2 研究的意义

急诊部拥挤、病床资源紧张的现象在我国大型三甲医院比较普遍,其原因较为复杂。首先,急诊患者的到达时段和数量难以预测,呈现高度动态变化特征。不同时间段的到达速率差异很大,高峰期可能是平时的几倍。其次,急诊患者病情类型繁多,病情轻重缓急程度不同,资源占用也各有区别,在急诊的停留时间不确定性大,如占用病床的时间长度难以预测。最后,由于急诊无预约机制,缺乏对患者到达有效调控。这些不确定性因素使急诊患者对医疗资源的需求具有随机性、突发性及波动性。此外,急诊信息化建设较滞后,无法实时掌握床位、人员等资源供给情况,也制约了资源调度管理。长时间等待造成患者就医体验差,也会引发医患纠纷。综上所述,急诊患者数量和病情的复杂性及不确定性特征,给急诊服务的资源调度管理带来了极大困难。这需要通过提高管理水平,实施信息化手段等来提高资源利用效率,以缓解三甲医院急诊室的拥挤问题。

尽管急诊患者的到达量存在明显的高峰和低谷特征,但目前大多数医院的急诊科还是采用简单固定的医生排班模式,如一天中将工作时间等分为早、中、晚三个时段,每个时段安排固定人数的医生值班。这种粗放式的人员排配方式无法应对患者到达的高峰和低谷波动。具体来说,在患者数量激增的白天高峰时段,医生资源严重短缺,难以应对涌入的大批患者,必然造成患者等待时间过长。而在患者较少的深夜等时段,预配的医生资源又面临闲置浪费的情况。鉴于急诊患者到达量明显的动态时段性变化规律,有必要对医生排班模式进行科学化探索。

当前,我国针对院前急救和急诊科室的资源协同利用,做了非常多的探索和努力,已经初步建立覆盖城乡的三级急救站点网络,可以对各类急救需求进行分级响应。一些发达地区开通了绿色急救通道,缩短了急救患者的转运时间。另外,通过推进信息化建设试图实现不同环节的信息互通,并不断加强救护队伍建设和设备设施投入。但是,当前院前与院内的信息交流和资源调度衔接机制还不顺畅,缺乏统一的救治流程标准,导致院前和院内急救存在一定程度的脱节。同时,由于急诊科室容量限制,仍无法充分满足大流量患者的到达需求,资源配置和利用效率仍需提升。因此,还需进一步健全急诊制度机制建设,完善法规政策,以形成院前、院内紧密配合的格局,建立信息共享和资源协同模式,对更好地发挥整体急救服务功能,充分运用医疗资源,提高人民的健康获得感,仍有重要意义。

1.1.2.1 有利于推动医院应急响应能力的提升

急诊部作为医疗服务的重要组成部分,对于医疗事业的可持续发展和卫生系统的灵活应变能力至关重要。合理配置和调度急诊资源,包括医生、护士、设备、床位等,直接影响着医院运营效率和急救服务水平的提升。因此,深入研究急诊资源的优化配置和调度问题,构建科学有效的急诊资源管理模式,对于推动医院管理的改进和提高急救响应能力具有重要意义。这将有助于确保急诊部门能够高效、快速地应对患者需求,并提供及时、高质量的急诊医疗服务,以满足社会公众对于紧急医疗的迫切需求。

1.1.2.2 有利于提高区域急诊医疗服务水平

当前,我国急诊医疗服务资源的分配不均问题依然存在,各级医院之间缺乏协同机制,导致急救资源无法得到充分、科学、合理的利用,降低了急救医疗服务系统的效能。面对这一挑战,开展针对急诊资源配置和调度的研究非常必要。通过构建高效的急诊资源协同优化模式,推进各地区医疗卫生服务体系的全面协调和共建共享,提高急诊医疗服务水平,并为全国推进分级协同医疗提供有益借鉴。

1.1.2.3 有利于提升急诊医疗资源的运作效率和急诊医疗服务水平

急诊科室作为医院的重要部门,承担着处理急诊医疗服务的重任。通过研究急诊资源的调度和优化,可以提高急诊科室的工作效率和资源利用效率。通过合理安排医护人员的工作时间表、优化设备配置、改进就诊流程等措施,都能够帮助医院充分利用现有资源,更好地满足患者的需求。而急诊医疗服务的质量直接关系到患者的生命安全与健康。通过研究急诊医疗服务的调度和优化,可以减少患者的等待时间、提高医务人员的响应速度,从而提升医疗服务的质量。合理的资源调配和流程优化,确保患者能够及时获得准确的诊断和治疗,降低误诊率和治疗延误,提高患者满意度。

1.1.2.4 有利于提升抗击疫情的能力

发热门诊是处理发热患者的特定急诊科室,在呼吸道传染病高发期间起到了至关重要的作用。研究可以帮助优化发热门诊的服务流程和资源分配，以提高发热患者的就诊体验和治疗效果。特大型临时医疗救治点是应对突发公共卫生事件或急性传染病暴发时扩展医疗救治能力的一种临时医疗机构。研究可以为临时救治点的运营管理提供指导和决策支持，以确保其能够高效运作并提供良好的医疗服务。

急诊研究可以为发热门诊和临时救治点的应急响应和资源调配提供科学依据。通过研究和建立应急响应机制，可以在突发公共卫生事件中更好地协调各个急诊科室和临时救治点之间的资源互助，提高整体救治能力。研究还可以涉及资源分配的优化、急诊患者的分类与转诊机制等方面，以确保资源合理利用和患者得到及时准确的医疗救治。

1.1.2.5　有利于深化医疗改革

针对急诊医疗服务领域，可以从医院资源运营管理问题出发，对关键资源和区域分级协同医疗资源的调度与优化进行深入研究。这些研究能够为医疗机构提供改革的范本，为医疗卫生系统的资源管理提供有益的指导，推动医疗改革的纵向发展。

1.2　急诊医疗资源的定义和分类

急诊医疗资源是医疗服务资源的一类，而医疗服务资源属于社会资源，主要由医疗设施、医护人员和医疗设备组成，反映了社会文明程度和政府进行科学调度的能力，也决定了医疗机构的经济影响力、社会影响力、学术影响力和发展潜力。医疗服务资源具有多种特征。首先，医疗资源分布存在明显的区域差异性，高质量资源常集中在大城市的大型医院，而基层及偏远地区医疗资源则相对不足，发展缓慢。其次，医疗资源具有多维性，主要体现在就诊患者数量的动态变化带来的不确定性、不同患者病情的复杂性，对患者管控需要考虑患者的多重维度。在这种背景下，如何通过区域统筹规划，采取差异化配套策略，实现资源的优化配置就显得尤为重要。此外，急诊医疗资源还具备不确定性、时效性、公益性等特征。医疗资源的不确定性主要体现在两个方面：一是需求难以预测，医院无法准确预估服务需求的时间、类型和数量；二是供给不稳定，如部分地区不同时期发生血液供应短缺情况，血库调度成为关键。资源不确定性增加了医院管理的难度,也是医疗发展的突出问题。医疗调度的时效性体现在需求快速反馈、调度指令迅速下达和执行、医疗机构响应敏捷、急症患者及时救治、突发事件快速处置以及医疗服务反应速度提升等方面。实时的医疗信息收集和快速调度指令执行可以大大缩短患者的等待时间,优化急诊流程,提高医疗机构应对突发事件的能力。医疗调度的时效性直接影响着医疗救助的效果,是保证医疗服务效率的关键。

1.2.1　医护人员资源

急诊医护人员资源是指在医疗卫生机构中从事医疗卫生服务工作的医生、护士等专业人力资源。医护人员资源是一个涵盖面广的概念,可以根据专业、职称、服务机构等进行分类,主要包括临床医生、公共卫生医生、注册护士、医学检验及医学影像等医技人员,以及一线辅助人员等。这些医护人员在维护和提高公众健康方面发挥着至关重要的作用。

1.2.2　医技资源

急诊医技科室是医院内设置的一类重要辅助部门,利用专业的医疗技术和设备为各个临床科室的疾病诊断和治疗提供强有力的技术支持。医技科室的主要工作职责是运用各种医学检验、医学影像等技术手段,完成相关的病理分析、生理指标测定、病变部位造影等,并最终形成系统的检查、检验报告,为门诊、急诊、住院等日常医疗服务提供依据。同时,医技科室也会全力为医院的科研项目和教学工作提供技术保障。临床科室的诊疗工作高度依赖医技科室的技术支撑,医技科室工作质量的好坏直接影响临床医生的诊断和治疗效果。因此,医技科室的技术水平和服务能力对一个医院的医疗服务质量有着极为关键的影响。

医技资源是一个涵盖范围较广的概念,其组成要素主要包括设施、人员和设备三个方面。设施是指医技科室合理的整体布局、必要的辅助设施,需要提供充足的活动空间和良好的工作环境,进行合理的功能分区。良好的设施条件是医技科室开展工作的基础保障。医技资源还包括专业的医技人员,须掌握专业的医学检验、医学影像知识等辅助临床科室诊疗工作的技能,熟练操作各类设备,完成技术工作。设备是医技科室最核心的资源,种类繁多、更新周期短,对配置要求高。先进的设备直接决定了医技科室的工作能力和服务水平,进而影响整个医院的诊疗效果。各要素之间相互依存,需要重视医技资源的整体规划、合理配置及有效利用,并关注设备的投入和更新,发挥医技资源的综合效用,确保医技科室的工作效率,从而使医院的诊疗和学术研究水平不断提升。

1.2.3 病房资源

急诊病房资源是指用于住院患者诊疗活动的各种生产要素的总和,是一个复杂的系统。设施资源方面,最主要的是病房中的床位。床位数量和使用率直接影响病房的收治能力。通常用实际开放总床日数和床位使用率等指标描述床位的使用情况。床位的规划还需要考虑急诊患者的收治需要、患者的平均住院天数以及不同病种的服务需求。其次是人力资源,主要指医生和护士。充足且合理的护患比是病房运转的关键,护理人员与床位的匹配程度影响资源的利用效率。再次是设备资源,包括各类医疗设备、药品、试剂等,这些都是开展诊疗工作必不可少的要素。最后是管理资源,科学合理的资源配置和利用管理,可以优化病房的运作。

1.2.4 其他资源

急诊中的其他资源还包括手术室资源和输液室资源等,手术室资源和输液室资源是医院两类极为重要的医疗资源,它们为医院的诊疗工作提供了硬件设施和软性保障。手术室资源具体包括设施资源,即手术室的数量、面积、手术床位数等,决定了手术量的承载能力;设备资源,包括各类手术设备、监护仪器、麻醉机等专业化医疗设备,这是进行手术的硬件基础;人力资源,即外科医生、麻醉医生、手术室护士等专业人员,他们是手术室的核心作业力量;医用物资,如无菌医用消耗品、药品、手术器械,是手术不可缺少的元素;管理资源,即针对手术室的调度、资源分配、器械消毒等具体工作所进行的管理,可以优化手术室的运作。相应地,输液室资源也包含以下几方面:设施资源,主要指输液室的规模和容量;设备资源,包括输液泵、监护仪器等;人力资源,如医生、护士等;医用物资,主要是各种针剂、输液相关器械和药品;管理资源,针对人力、物资等资源进行的合理调配。

1.3　急诊医疗资源运作管理的定义

结合急诊医疗资源的特点,本书将急诊医疗资源运作管理定义为在不增加急诊部门资源的前提下,通过采取调度优化等手段,对急诊医疗服务的关键资源进行合理的调配和协调,以满足现代社会对医疗需求的目标,实现急诊资源的最大化利用。换句话说,急诊医疗服务资源调度优化是基于急诊资源的特点和规律,运用调度优化原理和科学方法,对急诊服务资源进行合理规划、组织和控制,以实现最佳协调和配置,降低医疗服务成本,并满足患者需求,从而提高社会效益和经济效益的过程。通过科学有效的资源调度优化,可以提升急诊医疗服务的质量和效率,改善患者的就医体验,提高医院的运行效果和竞争力。

1.4　研究框架和章节安排

本书针对医疗服务资源的调度与优化问题,应用并拓展了急诊医学领域中的调度优化理论和技术方法。在分析当前医疗体系面临的资源配置与利用效率低下的现实困境基础上,本书构建了医疗服务资源调度优化的理论框架体系。该框架明确了调度优化的目标是实现医疗资源的合理配置与高效利用,并应用于急诊医疗的多个环节,包括急诊就诊流程优化、发热病区调度、急救室运作管理及病房调度等,通过科学调控手段提高资源使用效率。应用调度优化理论对改善急诊服务资源的配置与利用起到重要作用,提高医疗服务的响应速度和质量,缓解医疗资源紧张状况,为医疗领域资源优化管理提供了新思路和工具。

本书研究内容共分为 6 章,各章内容安排如下:

第 1 章全面阐述了医疗服务资源及调度优化相关问题。首先分析了研究背景和意义;然后提出医疗服务资源及调度的定义和特点,并概括了急诊部门资源调度优化的意义;最后提出本书的优化分析框架以及后续章节安排。

第 2 章主要阐述了急诊医生排班优化的相关内容。首先,从理论角度分析了医生排班的内涵和特点,阐明了其在提高急诊服务质量中的作用和意义。

其次,本章综合考虑了当前医生排班管理面临的问题,如无法适应患者动态变化的到达模式等造成的负面影响。针对这些问题,本章研究了优化患者到达规律预测、降低平均等待时间以及设计合理排队规则等方面的策略,为此构建优化模型奠定理论基础。最后,本章还运用具体案例,详细说明了建立整数线性规划模型,求解得到优化的医生排班方案的过程,旨在提供实际的分析思路和研究范例。本章内容系统阐释了急诊医生排班优化的理论基础、解决思路及具体方法,为相关研究提供了参考借鉴。

第3章主要阐释了急诊床位资源管理的相关方法。首先,从理论上阐明了急诊床位资源管理的内涵、基本特征,并着重分析了进行科学管理的意义,以提高床位使用效率,优化急诊服务质量。其次,详细描绘了急诊床位资源运营管理的框架,提出了实现高效利用床位资源的具体目标,并分析了影响目标实现的相关因素。在此基础上,通过建立数学模型的方式,对急诊床位资源管理进行了模拟与分析。最后,结合实际案例,阐明了运用该模型对急诊床位进行优化管理的具体过程,提供可借鉴的分析思路和决策依据。

第4章聚焦于院前急救和急诊部门在医疗资源运作中的协同配合。首先,阐明了紧急医疗系统的概念内涵和基本特征。随后,运用系统动态模型对紧急医疗系统进行了模拟和分析,提出了优化救护车调度和急诊抢救室床位管理的策略方案。然后,结合具体的优化案例,详细解释了应用所构建的系统动态模型,对救护车调度和抢救室床位进行合理规划与优化管理的具体过程和效果。系统全面地剖析了院前和院内资源优化运作的方法,为提高我国紧急医疗体系的应急能力和服务水平提供了理论工具和实操经验。

第5章着重探讨了新发急性呼吸道传染病疫情期间发热门诊的运作管理策略。首先,从理论上定义和阐释了发热门诊的内涵及功能特点。同时,考虑到发热门诊具有疾病传播风险较大的特殊性,本章分析了病毒传播风险、就诊人群流量及密度、医务人员的工作压力等多方面因素。在此基础上,结合某医院发热门诊的实际案例,通过建立整数规划模型,明确约束条件,设定目标函数,求解获得发热门诊医生合理的排班计划。该案例阐述了具体的模型建立、求解和结果分析过程,提供了实际的研究思路和方法范例。本章全面而细致地阐释了新发急性呼吸道传染病疫情期间发热门诊管理的重要考量因素、排班优化方法及运用实例,可为相关研究提供借鉴和参考。

　　第 6 章着重探讨了新发急性呼吸道传染病疫情期间特大型临时医疗救治点提供医疗服务的具体管理与运作方法。首先,阐明了特大型临时医疗救治点的背景及其"平战结合"的特点,同时介绍了临时医疗救治点的分类和规划设计要点,然后提出了临时医疗救治点的人员组织架构及运行规则,并对人力资源管理、医护工作质量及安全管理、医院感染(简称"院感")管理等方面进行了详细探讨。同时,构建了疫情期间特大型临时医疗救治点的资源保障与运营体系;并且根据部分特大型临时医疗救治点的案例讨论,为我国特大型临时医疗救治点的进一步建设与发展提供了方向和实践参考。

第2章 急诊医生排班优化方法

急诊是医院医疗服务的重要组成部分,主要是为突发疾病、意外损伤等急诊患者提供医疗服务,也在门诊等部门停诊的时间(例如夜间等)为患者提供必要的医疗服务。急诊服务一般由医院急诊科(部)承担,提供 7×24 h 持续服务。

随着中国老龄化程度的持续加深,人民群众对急诊医疗服务的需求也在逐年增加。根据《中国卫生健康统计年鉴》,2021 年全国急诊总量为 2.418 亿人次,较上一年增加 0.436 亿人次,增长比例达到 22%[1]。面对巨大的急诊患者需求,医院急诊医护人员通常需要超负荷工作。与此同时,急诊科室拥堵、患者等待时间长等问题在我国医院急诊科频现。患者挂号排队时间长、候诊候检时间长、缴费取药时间长、医生看病时间短等"三长一短"现象困扰患者和医院,患者将大量时间、精力花费在排队就诊等过程。

近年来,随着运筹优化管理思想的引入、数据分析水平的提高,急诊医生排班问题呈现出巨大的改进潜力,下面介绍其具体的含义与特点。

2.1 急诊医生排班含义及特点

2.1.1 急诊医生排班的含义

急诊患者主要有两种到达方式,分别为救护车送达和患者自行到达。每位急诊患者到达后,首先由护士台预检分诊。这项工作通常由特定的护士根据患者的基本生命体征指标(如心率、呼吸节律、血压、氧饱和度等)和患者主诉,依照国家卫生健康委员会制订的病情分级指导原则,对急诊患者进行分级。一般将患者病情紧急程度分为 4 级,不同级别患者的就诊过程

涉及不同的急诊部门和流程,如图
2-1 所示。

　　濒危、危重患者被分级为 1 级
和 2 级患者。此类患者由于病情严
重,死亡风险高,需要立即送至抢救
室救治。因此,此类患者无须排队,
通过医院单独的抢救绿色通道,直
接进入抢救室救治,后续转入抢救
监护室(emergency intensive care
unit,EICU)或急诊病房收治。急症、
非急症患者被分级为 3 级和 4 级患

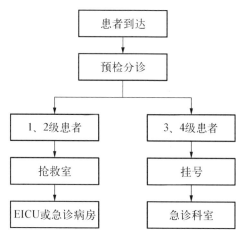

图 2-1　急诊患者分级示意图

者,这类患者经预检分诊后,需自行前往挂号处挂号缴费,随后前往相应的急诊
科室(急诊内科、急诊外科等),一般按照先到先服务的排队规则等待急诊医生
接诊。

　　急诊排班的主要对象是急诊科室中处理 3、4 级患者的医生。相比于患者
的需求,目前我国医院的医生、设备等医疗资源仍处于不足和缺乏状态,医院
的管理水平也普遍有待提升。目前我国医院主要根据经验进行管理,缺乏运
用科学的管理方法;虽然多数医院已引入医院信息系统,但少有医院基于数据
进行深入的科学分析,导致部分医务人员工作负荷很重,医疗设施利用率不均
衡等现象[2]。对急诊医生的排班,需要根据医院实际数据,考虑急诊系统所处
的高度不确定的环境,得到一组科学的医生排班方案,以应对系统中存在的大
量时变、不确定管理因素,提升服务水平。

2.1.2　急诊医生排班的特点

2.1.2.1　急诊患者需求巨大,拥堵严重

　　调研发现,急诊科室拥堵、患者较长的等待时间主要与 3、4 级急诊患者有
关,这主要由两方面原因造成。首先,数据显示 3、4 级急诊患者占全部急诊患
者的绝大部分。以 2019 年我国华东、华中地区的两家三甲医院急诊科数据为
例,两家医院约 95% 的急诊患者为 3、4 级患者,仅约 5% 的急诊患者为 1、2 级
患者。其次,1、2 级患者由于病情紧急使用抢救绿色通道,被接收到抢救室就

诊,其平均等待时间在 2～5 min;而 3、4 级患者由于病情尚未十分严重,人数较多且平均排队等待时间更长,平均等待时间达 30 min 左右。因此,占绝对多数的 3、4 级患者等待时间成为整个急诊系统中总等待时间的主体。通过对相关资源的合理计划调度,减少此类患者的等待时间、控制其等待队长,能够明显提升服务质量。

2.1.2.2　急诊问诊服务过程高度随机

急诊医疗服务系统处于高度不确定的环境。例如,急诊患者无法进行服务预约,患者到达呈现高度随机特征;由于病情不同,对每个急诊患者的问诊服务时间长度、医疗检查时间长度都具有随机性。服务过程的随机性,导致对系统服务的关键指标如等待时间、排队队长等的评估具有很大难度,将这些指标融入医生排班中更是具有挑战。

2.1.2.3　急诊患者到达高度时变不确定

急诊服务系统具有高度的时变特征。例如,患者到达速率即具有典型的时变特征。从整体上看,急诊患者的到达过程是一个随机过程,具有高度不确定性。同时,从一定粒度的时间维度来看(例如每半小时、每小时),患者的到达速率是高度时变的。图 2-2 显示了 2019 年某日华中地区某三甲医院急诊科的数据,该日到达急诊的患者数量呈现明显的峰谷特征。患者的到达速率在夜间较低,在 6:00 左右开始增加,12:00 左右出现第一个急诊患者到达高

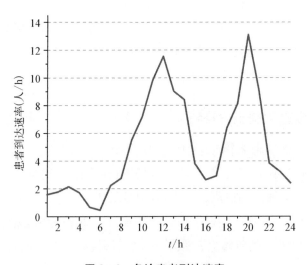

图 2-2　急诊患者到达速率

峰,随后患者到达速率下降并于 17:00 再次增加,约 21:00 到达第二个高峰。对如此复杂时变的不确定服务系统进行资源计划调度具有相当的难度。

2.1.2.4　急诊患者回诊现象

造成急诊系统拥堵和管理困难的另外一个难点是存在大量患者回诊现象。急诊服务系统是一个涉及多个科室、人员、设备、床位的复杂排队系统,包括医生问诊、患者治疗(例如输液)、患者临时观察等不同类型的医疗服务。3、4级患者经预检分诊后,须自行前往挂号处挂号缴费,随后前往相应的急诊科室(如急诊内科、急诊外科等)等待急诊医生问诊。

由于医生一般需要检查结果(如血液、B 超、X 射线检查等)作为医疗决策的依据,所以大量患者必须经过一项或几项检查后回到医生处再次问诊,才能完成诊疗。时变、随机的初次到达患者与回诊患者相叠加和耦合,形成复杂的患者流和排队系统,导致患者需要较长的排队等待时间以及系统的管理困难。

3、4 级患者问诊流程如图 2-3 所示。患者到达急诊某科室的候诊区,按照先到先服务的等待规则,等待医生的第一次问诊。经第一次问诊后,少数患者无须检查直接离开急诊科或被安排住院;多数患者需至急诊检验室排队检查,检查后返回急诊科室,与初次到达的急诊患者形成混合队列等待。医生再次诊断后,患者经过治疗离开急诊科或被安排住院。

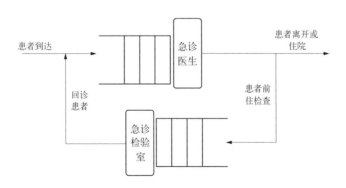

图 2-3　急诊患者排队系统示意图

2.2　急诊医生排班优化研究现状

医生排班问题确定排班周期内医生分别在哪些班次工作,是医院管理的重要研究内容。现有文献中的大部分研究使用数学规划模型研究医生排班问题[3]。数学规划模型方法中,线性规划模型[4]、整数规划模型[5]和混合整数规划模型[6]是十分常见的医生排班问题建模方法。非线性规划模型[7]、约束规划模型[8]和目标规划模型[9]仅在少数论文中应用。

求解医生排班模型的一个常见方法是调用通用求解器进行求解,如Cplex[10]、Gurobi[11]等求解器均被用于问题的求解。当模型的规模和复杂度有限时,求解器能够对模型进行精确求解。但当模型规模较大、包含复杂约束或目标时,求解器通常难以在合理的时间范围内对问题进行精确或高质量求解。对于此种情况,现有研究通常使用精确求解算法和启发式方法。

文献中常用的精确求解算法包括列生成算法、分支定界算法、分支切割算法以及分支定价算法。精确算法的优点在于能够求解问题的最优解,缺点在于其通常求解规模有限,对现实规模和高复杂度问题模型的求解时间较长。Smalley 等[12]研究美国医院重症监护室的医生排班问题,建立了一个整数规划模型并应用分支定界算法对其进行求解,该研究主要关注的是所提供服务的连续性和质量。由于每次医生交接时患者的看护质量都会受到影响,所以目标函数为最大化"交接评分",该评分衡量看护的连续性,由医生的连续工作时间和患者的住院时间组成。Beaulieu 等[13]提出了分支定界算法求解急诊医生排班的问题,其目标是获得满足尽可能多排班规则的医生排班,结果显示算法解较实际医生排班满足更多的排班规则。Bruni 和 Detti[14]采用分支切割算法对意大利医院血液科的医生排班进行求解,其目标函数最大化分配排班数量的同时,尽可能尊重医生对班次的偏好。其数值实验显示与实际医院排班相比,算法可以得到医生工作量更平衡的排班时间表。Topaloglu 和 Ozkarahan[15]针对住院医师的排班问题,建立混合整数规划模型,并设计了列生成算法对模型进行求解。列生成的主问题是找到使现实和理想服务水平差距之和最小的医生排班,而子问题则使用约束规划找到可行的排班集合。基于医院真实数据的实验显示算法能找到问题的最优解,且解的鲁棒性得到了验证。Brunner 等[16]考虑了医生排班规则、个人偏好等因素,将医生排班问题用混合整数规划模型进行建模,设计了分支定价算法对模型求解,并分析了两种不同的分支策略在随机生成数据环境中的表现。数值实验结果表明,其算法对于 6 周排班周期的医生排班问题仍能在合理时间内找到问题最优解;在主问题变量上的分支与在子问题变量上的分支相比，产生的列的数量更少，算法求解效率更高。

除了精确算法，启发式算法是另一种常见的医生排班模型求解方法。与精确算法相比，启发式算法的目标是在相对较短的计算时间内提供接近最优解的可行方案。启发式算法可以在较短时间获得大规模问题可行解，但通常难以获得问题的最优解。考虑到解空间规模很大，且计算时间通常有限，在许多现实规模的医生排班问题中应用启发式算法是合理的。Franz 和 Miller[17]将其医生排班模型转化为线性规划模型并使用精确算法进行求解，再对求解结果使用启发式取整规则以获得整数可行解。Carter 和 Lapierre[18]使用禁忌搜索(tabu search, TS)算法以求解最小化"惩罚"成本的急诊科医生排班，与实际使用的医生排班相比，算法排班违反的软约束更少。除了以上两类启发式算法，蚁群算法(ant colony optimization，ACO)[19]、遗传算法(genetic algorithm，GA)[20]、变邻域搜索算法(variable neighborhood search，VNS)[21]、基于列生成的启发式算法(heuristic algorithm)[22]等也都曾被用于求解医生排班问题。

我国学者对医护排班问题同样有所研究。例如，朱华波等[22]使用排队论对多阶段门诊排队系统建模，将护士排班问题建模为混合整数规划模型，并设计模拟退火算法进行求解。刘强等[23]使用排队论和流模型对面向时变随机患者需求的急诊服务系统建模，将医生日排班问题建立为混合整数规划模型，使用求解器对问题模型求解。杨琨等[24]研究面向时变不确定患者需求的医院急诊医生周排班问题，使用均匀化方法对患者等待时间进行解析计算，在此基础上建立混合整数规划模型，并设计 TS 算法对模型进行求解。

2.3　急诊医生排班优化研究框架

当前国内外已有很多文献研究医疗服务系统的运作管理问题，医疗资源调度优化管理已经成为管理科学与工程、工业工程等领域的研究热点和前沿。但是我国很多医院的急诊科仍沿用基于经验的管理方法，其中原因是多方面的。首先，医院急诊科的管理人员多数来自医学领域，缺乏科学运作管理的相关理论知识。同时，急诊系统处于高度不确定的环境，系统中存在大量时变、不确定因素,管理非常复杂。

本研究将患者就诊的复杂服务系统抽象为时变带回流的排队系统,采用逐点稳态近似法和流模型对系统队长进行解析计算,在此基础上使用排队论等理论研究患者等待时间的计算方法。在系统解析建模的基础上,建立急诊医生周排班问题的混合整数规划模型,目标是最小化患者的总等待时间和医生的总工作时间,决策变量是每名医生一周的排班。最后,设计 TS 求解算法,得到此排队系统中降低患者等待时间和医生工作时间的急诊医生排班方法。

2.3.1　急诊医生排班优化目标

2.3.1.1　患者等待时间目标

患者等待时间长是我国医院急诊科普遍面临的问题。时变随机的急诊患者到达和患者的回诊是造成这一现象的重要原因,需要考虑这些因素,将患者的等待时间控制在合理范围内。

2.3.1.2　医生工作成本目标

目前,为了应对巨大的急诊患者需求,大型医院的急诊医护人员工作负荷通常很重。造成这一现象的主要原因是现行医生排班与患者实际需求在时间上的错配。在减少患者等待时间的同时尽可能降低医生的工作成本,也是急诊医生排班的一个重要优化目标。

2.3.2　急诊医生排班优化影响因素

在优化医生排班方案时,需要考虑方案的合理性。根据实际调研,急诊医生排班方案受到以下因素的影响。

2.3.2.1　医生数量

在急诊问诊过程中,医生可以视为处理患者需求的"服务资源",其可用数量对于患者的服务水平有着决定性的影响。在当前医疗资源普遍缺乏的现状下,急诊医生的数量配置很难进一步改动。因此,在给定有限的医生数量内优化其班次配置就尤为重要。

2.3.2.2　医生班次约束

急诊科室需要将医生分配到不同的预定义班次,以满足患者时变的需求。但在实际中,这些班次并不是任意的。例如每个班次的长度有一定要求,医生每天至多上一个班次，夜班后必须休息一天，每周的总工作时间有一定上限等。在急诊医生排班的优化中，所得的排班方案需要满足所有的约束，才可投入实际应用。

2.3.2.3　患者到达规律

从服务流程角度考虑，患者的到达规律是医生排班的驱动因素。如 2.1.2 节所述，患者到达的突出特征是随时间变化且不确定。患者到达速率的时变规律使得每个时段的医生数量必须适应这种时变特征，而到达数量的随机性也使得系统指标评估变得困难。目前的研究普遍证明，每个时段内患者的到达数量可以被认为服从泊松过程，这为系统的解析建模带来了一定方便。

2.3.2.4　患者接受服务的时间

目前的大部分研究认为，急诊患者接受医生服务的时间是独立分布的，且通常被假设为指数分布。然而，实际的数据分析表明，服务时间服从指数分布的假设并不十分准确。因此，基于理论假设模型得到的排班方案仍需在实际数据中进一步检验。

2.3.2.5　患者排队规则

绝大多数研究假设急诊患者的排队遵从先到先服务规则。考虑到急诊患者可能有不同的优先级，部分情况下危重患者可能根据病情被优先救治，这也是医生排班中需要考虑的因素之一。

2.3.3　急诊医生排班优化主要研究的问题

如上所述，虽然急诊系统处于高度时变不确定环境，且存在大量的回诊现象使得系统更加复杂，但是调研发现我国很多医院的急诊科在医生工作管理等方面还是采用十分简单的排班规则。例如部分医院使用固定的早班、中班、夜班"三班制"原则进行医生工作排班，例如医生班次只有 8:00～16:00、16:00～24:00、24:00～8:00 固定的三班，每八小时一次医生整体换班。显然如此简单的排班模式难以适应患者到达的高度随机性，难以精准适应患者到达速率所呈现的复杂峰谷现象，继而造成在患者到达的高峰时段无法提供充足的服务能力，在低谷时段又容易造成医疗资源的浪费，并造成患者等待时间难以减少和控制。

为了克服以上困难，减少患者等待时间并有效利用医疗资源，提出了柔性排班方案并已被部分医院采纳。不同于"三班制"等固定排班方案,柔性排班中医院设定更多的可用备选班次。因此,相比于传统的排班方案,每名医生可被分配的上班班次更加多样,上下班时间更加柔性。这就使得医生数量和患者到达速率等相匹配具有可能。例如,在高峰时段可以安排更多的医生上班服务,以减少患者排队候诊等待时间。虽然柔性排班具有其优点,但是如何针对患者的到达规律、考虑大量回诊现象,设计出科学合理的医生柔性排班方案却较为困难。柔性排班模式中每名医生的备选班次很多,造成整体可用排班方案比传统模式增加很多。因此,排班优化比传统排班也更加复杂,难以依靠人的经验完成,需要设计基于运筹优化的排班方法。

2.4　急诊医生排班的优化方法

前面几节着重于急诊医生排班的挑战与主要研究问题,而在本节中从具体问题出发,以急诊科中重要的问诊服务过程为研究对象,考虑患者的时变随机到达及其回诊需求,介绍对此类问诊服务系统解析定量建模的方法,构建排班模式下的医生排班问题数学模型,并设计启发式算法对模型有效求解,以实现快速科学的急诊医生排班。

2.4.1　问题定义

本章所考虑的患者聚焦于急诊系统中的 3、4 级患者。以本研究合作的华中地区某三甲医院为例,其 1、2 级患者占急诊总人数不超过 5%。相比之下,3、4 级患者占急诊患者的绝对主体,患者数目比例超过 95%,且 3、4 级患者的等待时间很长,平均达到 30 min 左右。急诊科室拥堵、患者的长时间等待现象主要与此部分患者有关。因此,本章研究聚焦此部分急诊患者。

由于急诊医生排班将直接影响患者等待时间等服务质量关键性能指标,因此本章首先研究在给定医生排班情况下,解析计算每个时段医生诊室处和检验室处的患者总数,以及患者候诊的等待时间。以下将这两个节点定义为"医生节点"和"检验室节点"。其中,患者总数具体是指排队等待和正在接受服务患者数之和的期望值,而医生节点的患者总数为初次到达患者与回诊患者数量之和。患者候诊等待时间是指患者到急诊科室候诊区开始排队等待直至接受医生问诊的时间期望值。由于急诊患者在检验室节点的等待时间通常很短,因此本章仅考虑患者在医生节点候诊的等待时间。

根据对合作医院的实际调研,做出以下设定:

(1) 由于合作医院以及我国大部分医院的医生排班均以周为时间周期,本章研究针对 1 周的时间长度,即对 1 周内的急诊医生排班问题进行研究。将时间周期划分为 $|T|$ 个等长时段,每个时段时长为 Δ,假设患者的到达速率、医生数目在每个时段内均保持不变。

(2) 合作医院的数据分析显示,患者到达符合时变泊松过程,相关研究也常提出类似的泊松到达假设[25]。本文设定时段 t 内患者的到达过程为速率 λ_t 的泊松过程。

(3) 医生对患者的问诊时间具有随机性质,设定服从指数分布,服务速率不随时段变化,保持为 μ_1,指数分布服务时间假设在相关文献中常被采用[26,27]。

(4) 不同患者依据其病情,需要的医学检验类别差别很大,包括血常规、急诊 X 线和 CT 检查等。由于患者检查各异且检查类型复杂,本研究设定患者检验时间服从指数分布,速率为 μ_2,假设检验设备数为 c_2,不考虑设备故障等特殊情况。

(5) 患者取得检查结果后,返回医生处重新排队候诊,在急诊期间不同空间节点之间的移动时间均不考虑。

(6) 在患者排队等待的过程中,也存在极少部分患者病情恶化,需要插队进行治疗,或者从 3、4 级患者升级为 1、2 级患者,直接转抢救绿色通道进入抢救室加急抢救的情况。但是从合作医院的数据分析来看,这种情况较少出现,在本章研究中不加以考虑。

(7) 由于本研究合作医院属于所在城市著名三甲医院,本章研究不考虑未经治疗即离开的患者。

2.4.2　系统解析建模

基于上述假设,本章所研究的排队模型可视为带回流的 $M_t/M/c_t$ 排队系统,回诊的患者使得该排队模型不同于经典排队论模型,系统更为复杂。本节首先研究给定医生配置时医生和检验室节点期望患者数的计算方法,然后在此基础上研究患者候诊等待时间的计算方法。

2.4.2.1 $M_t/M/c_t$ 排队系统队长计算方法

本章所提出的系统队长计算方法是基于逐点稳态流近似模型（pointwise stationary fluid flow approximation，PSFFA）[28]实现。为了说明 PSFFA 计算方法，本小节首先使用其计算不带回流的时变排队系统的顾客数期望，然后在下一小节介绍所研究带回流排队模型的期望患者数计算方法。

考虑以上问题设定，不带回流的时变排队系统即为 $M_t/M/c_t$ 的排队系统。对第 t 个时段，$M_t/M/c_t$ 排队系统流平衡模型如图 2-4 所示：图中黑色箭头表示流入患者，白色箭头表示流出患者。根据流平衡模型，t 时段初系统中的顾客数加上时段内到达的顾客数应等于 t 时段末系统中的顾客数加上时段内离开的顾客数。

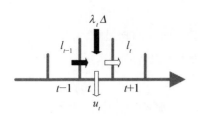

图 2-4　$M_t/M/c_t$ 排队系统流平衡模型

假设第 t 个时段内完成服务离开的顾客数为 u_t，时段初和时段末的系统期望顾客数分别为 l_{t-1} 和 l_t，有如下流平衡方程成立：

$$l_t + u_t = l_{t-1} + \lambda_t \Delta \tag{2-1}$$

假设第 t 个时段的平均服务强度为 ρ_t，单位服务台的服务速率为 μ，则式（2-1）可改写为：

$$l_t + c_t \mu \rho_t \Delta = l_{t-1} + \lambda_t \Delta \tag{2-2}$$

根据排队论，当系统中服务台数 $c>1$，且服务强度 $\rho<1$ 时，稳态 $M/M/c$ 排队系统中的期望顾客数为[29]：

$$l^{M/M/c}(\rho, c) = \frac{\rho^{c+1} c^c}{c! \, (1-\rho)^2} \pi_0 + \rho c, \ \pi_0 = \left[\sum_{h=0}^{c-1} \frac{(\rho c)^h}{h!} + \frac{(\rho c)^c}{c! \, (1-\rho)} \right]^{-1} \tag{2-3}$$

需要指出的是，严格来说式（2-3）仅适用于稳态的排队系统，其中服务强度 ρ 是稳态 $M/M/c$ 排队系统的服务强度，π_0 表示排队系统中有 0 人的概率。但是考虑到排队系统由于时变到达速率无法达到稳态，所以使用该时段内的短期平均服务强度 ρ_t 加以替代，即假设该时段排队系统处于稳态，且该短期平均服务强度的值为 $u_t/(c_t\mu\Delta)$。在该假设下，时段末期望顾客数 l_t 可通过 $l^{M/M/c}(\rho_t, c_t)$ 近似计算。

由以上假设，l_t 为关于 ρ_t 和 c_t 的函数，且当 c_t 固定时，l_t 随 ρ_t 单调增加。将 $L(\rho_t, c_t)$ 作为 l_t 代入式（2-2），则式（2-2）仅有一个未知数 ρ_t，且式（2-2）左侧关于 ρ_t 单调增加，右侧为定值，显然满足式（2-2）的 ρ_t 存在且唯一，因此可以使用二分法等方法快速迭代出 ρ_t 的近似值[30]。经实验，使用二分法一般经过 20 次迭代后即可使式（2-2）左右侧绝对误差<0.001。在得到 ρ_t 的近似值后，代入式（2-3）即可计算该时段结束时期望顾客数 l_t。由于一个时段末的期望顾客数即是下一个时段初的期望顾客数，根据式（2-2）可求得每个时段结束时的期望顾客数。需要说明的是，本章考虑的排队系统在部分时段可能面临超负荷情况，即系统的服务能力小于顾客需求，此时排队论中的服务强度 $\lambda_t/(c_t\mu)>1$，但时段内的短期平均服务强度 ρ_t 的取值范围仍然为 0～1，因此该方法仍然可用。

记本小节所示的队长计算方法为"APP-length-1"。

2.4.2.2　急诊问诊服务系统队长计算方法

1）流平衡方程的二分迭代方法

将系统中两个节点，即医生问诊节点和检验室节点，分别命名为子系统 1 和子系统 2，$l_{1,t}$ 和 $l_{2,t}$ 分别为医生和检验室节点在时段 t 结束时的期望患者总数。时段 t 的医生数和检验设备数分别用 $c_{1,t}$ 和 c_2 表示，医生和检验室节点的平均服务强度分别用 $\rho_{1,t}$ 和 $\rho_{2,t}$ 表示，假设每个患者经过医生问诊，需要到检验室检验的概率为 P。类似于 $M_t/M/c_t$ 排队系统，急诊问诊排队系统流平衡如图 2-5 所示，图中黑色箭头表示流入患者，白色箭头表示流出患者。医生及检验室节点流平衡等式如下：

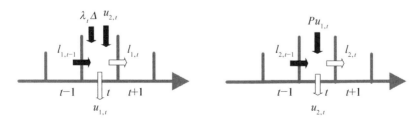

图 2-5　医生及检验室节点流平衡模型

$$l_{1,t} + \mu_1 c_{1,t}\rho_{1,t}\Delta = l_{1,t-1} + \lambda_t\Delta + \mu_2 c_2\rho_{2,t}\Delta \tag{2-4}$$

$$l_{2,t} + \mu_2 c_2\rho_{2,t}\Delta = l_{2,t-1} + P\mu_1 c_{1,t}\rho_{1,t}\Delta \tag{2-5}$$

$l_{1,t}$ 和 $l_{2,t}$ 分别使用 $l^{M/M/c}(\rho_{1,t}, c_{1,t})$ 和 $l^{M/M/c}(\rho_{2,t}, c_2)$ 代替,则在 $c_{1,t}$ 和 c_2 已知的情况下,式(2-4)和式(2-5)仅有两个未知数 $\rho_{1,t}$ 和 $\rho_{2,t}$。对于一个给定的 $\rho_{2,t}$,代入式(2-4)使用二分法迭代可计算 $\rho_{1,t}$,再将迭代得出的 $\rho_{1,t}$ 作为给定值代入式(2-5)使用二分法迭代计算 ρ_2,重复以上求解过程直至式(2-4)和式(2-5)左右侧绝对误差均足够小,再将 $\rho_{1,t}$ 和 $\rho_{2,t}$ 代入式(2-2)即可得到 $l_{1,t}$ 和 $l_{2,t}$。

2) 二分法迭代计算方法的理论解释

首先将式(2-4)和式(2-5)改写:

$$C_1 = f_1(\rho_{1,t}) - k_2\rho_{2,t} \tag{2-6}$$

$$C_2 = -k_1\rho_{1,t} + f_2(\rho_{2,t}) \tag{2-7}$$

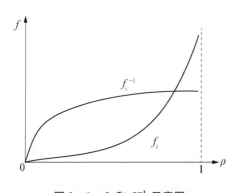

图 2-6　f_i 和 f_i^{-1} 示意图

其中 $C_i \geqslant 0$, $k_i > 0$, $i \in \{1, 2\}$, $f_1(\rho_{1,t}) = l^{M/M/c}(\rho_{1,t}, c_{1,t}) + c_{1,t}\mu_1\rho_{1,t}\Delta$, $f_2(\rho_{2,t}) = l^{M/M/c}(\rho_{2,t}, c_2) + c_2\mu_2\rho_{2,t}\Delta$。由于 ρ 的取值范围为 $[0, 1)$ 且对于给定的 c, $l^{M/M/c}(\rho, c)$ 是关于 ρ 单调增的凸函数,因此 $f_1(f_2)$ 同样是关于 $\rho_{1,t}(\rho_{2,t})$ 单调增的凸函数。因此 f_1^{-1} 和 f_2^{-1} 存在,且为单调增的凹函数(如图 2-6 所示)。

从式(2-7)可以得到

$$\rho_{2,t} = f_2^{-1}(C_2 + k_1\rho_{1,t}) \tag{2-8}$$

将式(2-8)代入式(2-6),可得

$$C_1 + k_2 f_2^{-1}(C_2 + k_1\rho_{1,t}) = f_1(\rho_{1,t}) \tag{2-9}$$

令 $g(\rho_{1,t}) = C_1 + k_2 f_2^{-1}(C_2 + k_1\rho_{1,t})$, $h(\rho_{1,t}) = f_1(\rho_{1,t})$。由于 $\rho_{1,t} \in [0, 1)$,因此 $g(\rho_{1,t}) \in [C_1 + k_2 f_2^{-1}(C_2), C_1 + k_2 f_2^{-1}(C_2 + k_1))$, $h(\rho_{1,t}) \in$

$[0, +\infty)$。由于 $g(0) > h(0)$ 且 $g(1^-) < h(1^-)$，因此满足式（2-9）的 $\rho_{1,t}$ 存在且唯一，由于式（2-8），$\rho_{2,t}$ 存在且唯一。因此，公式（2-4）和（2-5）的唯一解存在。

根据式（2-9），C_1 可改写为

$$C_1 = f_1(\rho_{1,t}) - k_2 f_2^{-1}(C_2 + k_1 \rho_{1,t}) \geqslant 0 \qquad (2-10)$$

$f_1(\rho_{1,t})$ 和 $k_2 f_2^{-1}(C_2 + k_1 \rho_{1,t})$ 随 $\rho_{1,t}$ 的变化如图 2-7 所示。从图中可以发现，在 $f_1(\rho_{1,t}) \geqslant k_2 f_2^{-1}(C_2 + k_1 \rho_{1,t})$ 部分，$f_1(\rho_{1,t}) - k_2 f_2^{-1}(C_2 + k_1 \rho_{1,t})$ 单调递增。因此，$\rho_{1,t}$ 可以通过二分法求出。同样地，$\rho_{2,t}$ 也可通过二分法迭代求出。

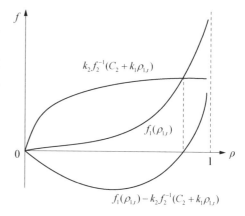

图 2-7　$f_1(\rho_{1,t})$ 和 $k_2 f_2^{-1}(C_2 + k_1 \rho_{1,t})$ 示意图

3）$l_{1,t}$ 和 $l_{2,t}$ 数值计算的一个例子

考虑如下两个时段：在第一个时段，有 2 名医生工作，急诊患者到达服从泊松分布，均值为 15.6；在第二个时段，有 1 名医生工作，急诊患者到达服从泊松分布，均值为 5.1。对于以上两个时段，检验设备的个数设为 10，服务速率 μ_1 和 μ_2 分别设为 10.93 和 2.5，患者前往检查的概率为 0.55。假设第一个时段初，急诊室和检验室节点均无患者，每个时段的时长设为 1 h。

对于第一个时段，代入以上数值至式（2-4）和式（2-5），可以得到

$$l^{M/M/c}(\rho_{1,t}, 2) + 2 \times 10.93 \times \rho_{1,t} \times 1 = 0 + 1.56 \times 1 + 10 \times 2.5 \\ \times \rho_{2,t} \times 1, \quad t = 1$$

$$l^{M/M/c}(\rho_{2,t}, 10) + 10 \times 2.5 \times \rho_{2,t} \times 1 = 0 + 0.55 \times 2 \times 10.93 \\ \times \rho_{1,t} \times 1, \quad t = 1$$

以上两个方程中仅有两个未知数 $\rho_{1,t}$ 和 $\rho_{2,t}$，可以使用二分法计算，然后将计算得到的 $\rho_{1,t}$ 和 $\rho_{2,t}$ 代入至 $l^{M/M/c}(\rho_{1,t}, 2)$ 和 $l^{M/M/c}(\rho_{2,t}, 10)$ 即可求时段末队长 $l_{1,t}$ 和 $l_{2,t}$。结果如下：$\rho_{1,t} = 0.813$，$\rho_{2,t} = 0.279$，$l_{1,t} = 4.805$，

$l_{2,t}=2.794(t=1)$。

同样地，对于第二个时段，式(2-4)和式(2-5)如下：

$$l^{M/M/c}(\rho_{1,t},1)+1\times10.93\times\rho_{1,t}\times1=4.805+5.1\times1+10\times2.5$$
$$\times\rho_{2,t}\times1,\quad t=2$$

$$l^{M/M/c}(\rho_{2,t},10)+10\times2.5\times\rho_{2,t}\times1=2.794+0.55\times1\times10.93$$
$$\times\rho_{1,t}\times1,\quad t=2$$

使用二分法求解，结果如下：$\rho_{1,t}=0.861$，$\rho_{2,t}=0.228$，$l_{1,t}=6.188$，$l_{2,t}=2.277(t=2)$。因此，使用上述方法可以计算每个时段末医生和检验室节点的队长。

4) 对平均服务强度的估计方法

显然，所提出计算方法的关键是估计平均服务强度。本节考虑三种情况：

情况 1 系统严重超负荷。对于急诊就诊排队系统，如果系统严重超负荷，即系统的服务能力远小于急诊患者的需求，此时可以近似认为系统处于连续工作状态，即平均服务强度可以近似取 1。在本章所研究的排队系统中，由于医生人数有限，医生服务能力在患者到达的高峰可能暂时不足，而检验室的服务能力通常足够。因此，本小节将"严重超负荷"情况定义为医生的服务能力远小于急诊患者需求的情况。对于时段 t，如果系统严重超负荷，则将平均服务强度 $\rho_{1,t}$ 近似取 1，$\rho_{2,t}$ 通过二分法求解式(2-5)计算，$\rho_{2,t}$ 代入式(2-3)计算得到 $l_{2,t}$，$l_{1,t}$ 可通过下式计算

$$l_{1,t}=\max(l_{1,t-1}+\lambda_t\Delta+c_{2,t}\mu_2\rho_{2,t}\Delta-c_{1,t}\mu_1\Delta,0)\qquad(2-11)$$

情况 2 服务强度相对较低。在这种情况下，流平衡公式(2-4)和式(2-5)更适合于描述系统。$\rho_{1,t}$ 和 $\rho_{2,t}$ 可通过式(2-4)和式(2-5)解出，然后 $l_{1,t}$ 和 $l_{2,t}$ 可通过将 $\rho_{1,t}$ 和 $\rho_{2,t}$ 代入式(2-3)计算得到。

情况 3 服务强度介于上述两种情况之间，即系统既没有过载，也没有较低。此时，通过以上两种方法取平均值计算得到医生和检验室节点患者总数。

本节引入参数 $\bar{\rho}$ 和 $\underline{\rho}$ 用于判断系统处于何种情况，令 $\hat{\rho}=(l_{1,t-1}+\lambda_t)/c_{1,t}\mu_1$。定义 $\hat{\rho}>\bar{\rho}$ 时为情况 1，$\hat{\rho}<\underline{\rho}$ 时为情况 2，$\underline{\rho}\leqslant\hat{\rho}\leqslant\bar{\rho}$ 时为情况 3，对于不同情况下应用不同的计算方法。

记本小节医生和检验室节点患者总数的计算方法为"APP‐length‐2"方法。

2.4.2.3　急诊患者候诊等待时间计算方法

在以上 APP‐length‐2 计算方法的基础上,本节提出患者候诊等待时间的计算方法。对于医生节点,考虑时段 t。该时段等待的患者可分为两部分:上一时段滞留下来的患者和时段 t 新到达的患者。根据先到先服务规则,上一时段滞留而来的患者会先被服务,因此时段 t 离开医生节点的患者又可被分为三类:上一时段滞留到时段 t 并被服务的患者,当前时段内新到达并被服务的患者,以及滞留到下一个时段的患者,三类患者的人数分别被记为 u_1、u_2、u_3。三类患者的候诊等待时间分别记为 wt_1、wt_2、wt_3,对三类患者的候诊等待时间分别解析计算,时段 t 急诊患者候诊等待时间 $W_{1,t}$ 通过 $wt_1 + wt_2 + wt_3$ 即可计算。

1) wt_1 计算

首先考虑 $M_t/M/c_t$ 排队系统中第一类患者的等待时间计算方法,需要注意的是该排队系统不考虑回流的患者。对于一个 $M_t/M/c_t$ 排队系统,时段 t 第一类患者的数量 u_1 取决于已服务的患者数量 u_t 和时段 t 系统的初始状态 l_{t-1}。如果 $u_t > l_{t-1}$, $u_1 = l_{t-1}$;否则,$u_1 = u_t$。因此,$u_1 = \min(l_{t-1}, u_t)$。 假设在时段 t 开始时刻,所有的服务台都没有被占用,因此前 c_t 个患者没有等待,第 $(c_t + n)$ 个患者要等待至 n 个患者离开系统,第 $(c_t + n)$ 个患者的等待时间等同于第 n 个患者离开的时间。由于患者的离开是按照速率为 $(c_t\mu)$ 的泊松过程,第 $(c_t + n)$ 个患者的平均等待时间为 $n/(c_t\mu)$。因此,$M_t/M/c_t$ 排队系统中第一类患者的等待时间 wt_1 可通过下式计算:

$$wt_1 = \sum_{n=1}^{(u_1 - c_t)^+} \frac{n}{c_t\mu} = \frac{[(u_1 - c_t)^+ + 1](u_1 - c_t)^+}{2c_t\mu} \qquad (2-12)$$

在本章研究的排队模型中,由于有回流患者,wt_1 的计算比 $M_t/M/c_t$ 模型更复杂。对于本章所研究的排队模型,可以采用两种策略将模型修改为基本的 $M_t/M/c_t$ 模型:将到达速率提高到 $\lambda/(1-P)$,或将服务速率降低到 $(1-P)\mu$[31]。以第一种方案为例,到达速率的放大是由于回流的影响:放大的到达人数等于新到达人数和回流患者人数之和,因此可通过下式计算:

$$\lambda + \lambda P + \lambda P^2 + \cdots = \lambda \sum_{k=0}^{\infty} P^k = \lambda/(1-P) \qquad (2-13)$$

考虑到本章所研究的排队模型不能达到稳定状态,而一个时段内的返回患者数是有限的,用 v 表示一个时段内一个患者的平均返回次数,本章所研究排队模型的修正到达速率如下:

$$\lambda + \lambda P + \lambda P^2 + \cdots \lambda P^{\lfloor v \rfloor} = \lambda \sum_{k=0}^{\lfloor v \rfloor} P^k, v = (\mu_1^{-1} + \mu_2^{-1})^{-1} \quad (2-14)$$

第二种策略是将服务速率缩小,本章使用基于第二种策略的评估方法计算等待时间 wt_1。因此,对于本章所研究的排队模型,时段 t 的第一类患者候诊等待时间 wt_1 的计算式如下:

$$wt_1 = \sum_{n=1}^{(u_1-c_{1,t})^+} \frac{n}{c_{1,t}\mu'} = \frac{((u_1-c_{1,t})^+ + 1)(u_1-c_{1,t})^+}{2c_{1,t}\mu'},$$

$$\mu' = \mu / \sum_{k=0}^{\lfloor v \rfloor} P^k \quad (2-15)$$

2) wt_2 计算

第二类患者的数量 u_2 为医生在时段 t 已服务的患者数量减去第一类患者的数量 u_1。本部分为便于描述,将"医生节点的排队系统"记为"系统"。wt_2 的计算思路是求出每个第二类患者到达时当前系统中的患者数,并以当前系统中患者数为参数判断该患者是否需要等待。若需要等待,计算每个患者的等待时间。例如患者 j 到达系统时系统中患者数为 l_j,假设此时系统以 $c_{1,t}\mu'$ 速率减少,则第 j 个患者的候诊等待时间可根据下式计算:

$$t_j = \begin{cases} 0 & l_j < c_{1,t} - 1 \\ \dfrac{l_j - c_{1,t} + 1}{c_{1,t}\mu'} & l_j \geqslant c_{1,t} - 1 \end{cases} \quad (2-16)$$

将每个患者的候诊等待时间相加即为该时段的第二类患者候诊总等待时间:

$$wt_2 = \sum_{j=1}^{\lfloor u_2 \rfloor} t_j \quad (2-17)$$

因此,计算 wt_2 的关键是患者到达系统时系统中患者数 l_j,分成如下三种情况分别讨论:

情况 1   当 $\lambda_t \geqslant c_{1,t}\mu'$ 时,这时系统的负载比较高。假设患者到达是稳定

均匀的,每个服务台的服务速率稳定,则系统中患者数是按照$(\lambda_t - c_{1,t}\mu')$速率在匀速增长的。则第 j 个患者到达时刻:

$$\tau_j = j/\lambda, \ j = 0, 1, \cdots, \lfloor u_2 \rfloor - 1 \tag{2-18}$$

第 j 个患者到达时,系统中患者数为:

$$l_j = l_{1,t-1} + (\lambda_t - c_{1,t}\mu')\tau_j \tag{2-19}$$

情况 2　当 $\lambda_t < c_{1,t}\mu'$ 且 $l_{1,t-1} > l_{\text{steady}}$ 时,此时再细分为 3 种情况:

情况 2.1　$l_{1,t-1} > l_{\text{steady}} > c_{1,t}$,此时系统中患者数先以速率$(c_{1,t}\mu' - \lambda_t)$减小至 l_{steady},并在剩余时间保持稳定,系统中患者数的变化趋势如图 2-8 所示。

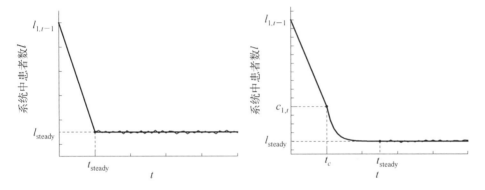

图 2-8　系统中患者数变化趋势(情况 2.1)　　**图 2-9　系统中患者数变化趋势(情况 2.2)**

此时系统中患者数以速率$(c_{1,t}\mu' - \lambda_t)$减小至 l_{steady},所需时间为

$$t_{\text{steady}} = \frac{l_{1,t-1} - l_{\text{steady}}}{c_{1,t}\mu' - \lambda_t} \tag{2-20}$$

因此,第 j 个患者到达时,l_j 的计算公式如下:

$$l_j = \begin{cases} l_{1,t-1} + (\lambda_t - c_{1,t}\mu')\tau_j & \tau_j < t_{\text{steady}} \\ l_{\text{steady}} & \tau_j \geqslant t_{\text{steady}} \end{cases} \tag{2-21}$$

情况 2.2　$l_{1,t-1} > c_{1,t} > l_{\text{steady}}$,此时系统中患者数先以速率$(c_{1,t}\mu' - \lambda_t)$减小至 $c_{1,t}$,再以速率$(l\mu' - \lambda_t)$降至 l_{steady}(如图 2-9 所示),记系统中患者数降至 $c_{1,t}$ 的时间为 t_c,则

$$t_c = \frac{l_{1,\,t-1} - c_{1,\,t}}{c_{1,\,t}\mu' - \lambda_t} \tag{2-22}$$

系统中患者数以时变速率$(l\mu' - \lambda_t)$下降过程可用以下微分方程表示：$\mathrm{d}l/\mathrm{d}t = \lambda_t - l\mu'$，解得：$-\ln|\lambda_t - l\mu'|/\mu' = t + C_0$。

代入初始条件 $l = c_{1,\,t}$，$t = t_c$，得 $-\ln|\lambda_t - l\mu'|/\mu' = t - \ln|\lambda_t - c_{1,\,t}\mu'|/\mu' - t_c$。

因此，$t_{\text{steady}} = -(\ln|\lambda_t - l_{\text{steady}}\mu'| - \ln|\lambda_t - c_{1,\,t}\mu'|)/\mu' + t_c$。

因此，当$t_c < \tau_j < t_{\text{steady}}$时，可由下式计算$l_j$：

$$-\ln|\lambda_t - l_j\mu'|/\mu' = \tau_j - \ln|\lambda_t - c_{1,\,t}\mu'|/\mu' - t_c \tag{2-23}$$

因此，l_j的计算公式如下：

$$l_j = \begin{cases} l_{1,\,t-1} + (\lambda_t - c_{1,\,t}\mu')\tau_j & \tau_j \leqslant t_c \\ \text{由式}(2-18)\text{解得} & t_c < \tau_j < t_{\text{steady}} \\ l_{\text{steady}} & \tau_j \geqslant t_{\text{steady}} \end{cases} \tag{2-24}$$

情况 2.3　$c_{1,\,t} > l_{1,\,t-1} > l_{\text{steady}}$，系统中患者数以时变速率$(l\mu' - \lambda_t)$减小至$l_{\text{steady}}$，该过程可用如下微分方程表示：

$$\mathrm{d}l/\mathrm{d}t = l\mu' - \lambda_t \tag{2-25}$$

同样可以解得系统到达稳态的时间为

$$t_{\text{steady}} = -(\ln|\lambda_t - l_{\text{steady}}\mu'| - \ln|\lambda_t - l_{1,\,t-1}\mu'|)/\mu' \tag{2-26}$$

因此，当$\tau_j < t_{\text{steady}}$时，可由下式计算$l_j$。

$$-\ln|\lambda_t - l_j\mu'|/\mu' = \tau_j - \ln|\lambda_t - l_{1,\,t-1}\mu'|/\mu' \tag{2-27}$$

因此，l_j的计算公式如下：

$$l_j = \begin{cases} \text{由式}(2-22)\text{解得} & \tau_j < t_{\text{steady}} \\ l_{\text{steady}} & \tau_j \geqslant t_{\text{steady}} \end{cases} \tag{2-28}$$

情况 3　当$\lambda_t/(c_{1,\,t}\mu') < 1$且$l_{1,\,t-1} \leqslant l_{\text{steady}}$时，系统中患者数变化速率与当前时刻的系统中患者数有关；当$l_{j-1} > c_{1,\,t}$，变化速率为$(\lambda_t - c_{1,\,t}\mu')$；当$l_{j-1} \leqslant c_{1,\,t}$，变化速率为$(\lambda_t - l_{j-1}\mu')$。因此，$l_j$的计算公式如下：

$$l_j = \begin{cases} l_{1,\,t-1} & j=1 \\ l_{j-1} + (\lambda_t - \hat{\mu})/\lambda_t & j \neq 1 \end{cases} \tag{2-29}$$

其中，$\hat{\mu} = \begin{cases} c_{1,\,t} u' & l_{j-1} > c_{1,\,t} \\ l_{j-1} u' & l_{j-1} \leqslant c_{1,\,t} \end{cases}$。

3) wt_3 计算

设时段 t 的时段长度为 Δ，该时段的第三类患者的数量为 $l_{1,t}$。当 $l_{1,t} < \lambda_t \Delta$ 时，假设所有第三类患者均在时段 t 内到达，期望到达时间区间为 $[(1 - l_{1,t}/\lambda_t \Delta)\Delta,\ \Delta]$。关于由于 $[0,\ t]$ 时段到达的患者至时刻 t 的总等待时间有如下定理 2.1。

定理 2.1　$\{N(t),\ n \geqslant 0\}$ 是参数 λ 为的泊松过程，在 $[0,\ t]$ 时段内，$N(t)$ 个患者到达，到 t 时刻为止到达患者的总等待时间期望为 $\lambda t^2/2$。

证明：记第 $0,\ 1,\ \cdots,\ n$ 次到达事件的时刻为 $\tau_0 = 0,\ \tau_1,\ \cdots,\ \tau_n$，记到 t 时刻为止所有患者的总等待时间为 $X(t)$，因此

$$X(t) = \sum_{k=1}^{N(t)} (t - \tau_k)$$

根据全期望公式，

$$E[X(t)] = E[E[X(t) \mid N(t)]] = E\left[E\left[\sum_{k=1}^{n} (t - \tau_k) \mid N(t) = n \right] \right]$$

由于在 $N(t) = n$ 的条件下，$\tau_1,\ \cdots,\ \tau_n$ 的联合密度函数即为 $[0,\ t]$ 上 n 个服从均匀分布随机变量 $(U_1,\ \cdots,\ U_n)$ 的顺序统计量 $(U_{(1)},\ \cdots,\ U_{(n)})$ 的联合概率密度函数，因此

$$E\left[\sum_{k=1}^{n} (t - \tau_k) \mid N(t) = n \right] = E\left[\sum_{k=1}^{n} (t - U_{(k)}) \right]$$

$$= tn - E\left[\sum_{k=1}^{n} U_{(k)} \right]$$

$$= tn - E\left[\sum_{k=1}^{n} U_k \right]$$

$$= tn - \frac{tn}{2} = \frac{tn}{2}$$

故 $E[X(t) \mid N(t)] = tN(t)/2$，$E[X(t)] = tE[N(t)]/2 = \lambda t^2/2$。证毕。

由定理 2.1 知，于 $[0, t]$ 时段到达的患者至时刻 t 的总等待时间期望为 $\lambda t^2/2$，故 $l_{1, t} < \lambda_t \Delta$ 时第三类患者的候诊等待时间：

$$\frac{\lambda_t}{2}\left(\frac{l_{1, t}}{\lambda_t}\right)^2 = \frac{l_{1, t}^2}{2\lambda_t} \qquad (2-30)$$

而当 $l_{1, t} \geqslant \lambda_t \Delta$ 时，平均有 $(l_{1, t} - \lambda_t \Delta)$ 个患者由上一时段末就开始等待而未被服务，故等待时间为 $(l_{1, t} - \lambda_t \Delta)\Delta + \dfrac{(\lambda_t \Delta)^2}{2\lambda_t} = l_{1, t}\Delta - \dfrac{\lambda_t \Delta^2}{2}$。

因此，第三类患者的候诊等待时间计算式如下：

$$wt_3 = \begin{cases} \dfrac{l_{1, t}^2}{2\lambda_t} & l_{1, t} < \lambda_t \Delta \\[3mm] l_{1, t}\Delta - \dfrac{\lambda_t \Delta^2}{2} & l_{1, t} \geqslant \lambda_t \Delta \end{cases} \qquad (2-31)$$

记本小节患者候诊等待时间计算方法为"APP-time-1"。

2.4.3　急诊医生排班问题数学模型

基于以上患者候诊等待时间计算方法，对急诊医生周排班问题建立数学模型。排班模型的目标是最小化患者（在医生节点的）总等待时间和医生总工作时间的加权和。急诊科室需要将医生分配到不同的预定义班次，以满足患者时变的需求。

根据合作医院的调研，本章考虑以下医生排班约束：

(1) 每名医生一天至多只能工作一班。

(2) 医生在完成夜班后至少休息 24 h。

(3) 每名医生一周的总工作时间不能超过 H 小时。

(4) 每名医生在一周内的上夜班次数不超过 $C_{\max}$ 次，不少于 $C_{\min}$ 次。

(5) 每个时段至少有一名医生工作。

(6) 每名医生的工作排班不能中断。

排班周期为 $|T|$ 个时段，每个时段的时长为 Δ。在本章中，排班周期为 1 周，不失一般性，设定 Δ 为 1 h，故 $|T| = 168$。可用的急诊医生总数为 $|K|$。

一天有 $|N|$ 个可用班次,每天的可选班次相同。可选班次由急诊科室提前确定,即每个班次的开始时间和结束时间预先已知,假设夜班是一天中的最后一班。第 n 个排班覆盖的时间范围用二元参数 $r_{n,t}$ 表示,该变量仅当第 n 个排班覆盖第 t 个时间段时取 1,否则取 0。$c_{1,t}$ 表示时段 t 的医生数,检验设备数设为常数,用 c_2 表示。

模型所使用的参数和变量如下:

参数:

$i \in I$:医生编号,$I = \{1, 2, \cdots, |K|\}$;

$m \in M$:工作日编号,$M = \{1, 2, \cdots, 7\}$;

$n \in N$:排班编号,$N = \{1, 2, \cdots, 7|N|\}$;

$t \in T$:时段编号,$T = \{1, 2, \cdots, |T|\}$;

$C_{\max}$:医生一周最大夜班数;

$C_{\min}$:医生一周最小夜班数;

H:医生一周最大工作时长;

$r_{n,t}$:0—1 参数,第 n 个排班覆盖第 t 个时间段时为 1,否则为 0;

α:目标函数平衡系数;

Δ:时段长度;

$|K|$:可用医生数;

$|N|$:一天可选排班数;

$|T|$:时段数。

决策变量:

$x_{i,n}$:0—1 变量,医生 i 被安排在第 n 个排班上班时为 1,否则为 0;

$c_{1,t}$:整型变量,时段 t 工作的医生数;

$l_{1,t}$:连续型变量,时段 t 结束时医生节点期望患者总数;

$l_{2,t}$:连续型变量,时段 t 结束时检验室节点期望患者总数;

$W_{1,t}$:连续型变量,时段 t 患者候诊等待时间。

医生周排班问题数学模型如下:

$$\text{Obj: } \min z = \sum_{t=1}^{|T|} W_{1,t} + \alpha \sum_{t=1}^{|T|} c_{1,t} \Delta \qquad (2-32)$$

s.t.

$$\sum_{n=m\cdot|N|-(|N|-1)}^{m\cdot|N|} x_{i,n} \leqslant 1, \ \forall m \in M, i \in I \tag{2-33}$$

$$x_{i,m\cdot|N|} + \sum_{n=m\cdot|N|+1}^{(m+1)\cdot|N|} x_{i,n} \leqslant 1, \ \forall m \in M\backslash\{7\}, i \in I \tag{2-34}$$

$$x_{i,7|N|} + \sum_{n=1}^{|N|} x_{i,n} \leqslant 1, \ \forall i \in I \tag{2-35}$$

$$\sum_{m=1}^{7} x_{i,m\cdot|N|} \leqslant C_{\max}, \ \forall i \in I \tag{2-36}$$

$$\sum_{m=1}^{7} x_{i,m\cdot|N|} \geqslant C_{\min}, \ \forall i \in I \tag{2-37}$$

$$\sum_{n=1}^{7|N|} \sum_{t=1}^{|T|} x_{i,n} r_{n,t} \leqslant H, \ \forall i \in I \tag{2-38}$$

$$c_{1,t} = \sum_{n=1}^{7|N|} \sum_{i=1}^{|K|} x_{i,n} r_{n,t}, \ \forall t \in T \tag{2-39}$$

$$c_{1,t} \geqslant 1, \ \forall t \in T \tag{2-40}$$

$$c_{1,t} \leqslant |K|, \ \forall t \in T \tag{2-41}$$

$$l_{1,t} = L_1(c_{1,t}, l_{1,t-1}, l_{2,t-1}, t), \ \forall t \in T \tag{2-42}$$

$$l_{2,t} = L_2(c_{1,t}, l_{1,t-1}, l_{2,t-1}, t), \ \forall t \in T \tag{2-43}$$

$$W_{1,t} = W_1(c_{1,t}, l_{1,t-1}, l_{2,t-1}, t), \ \forall t \in T \tag{2-44}$$

$$l_{1,0} = 0 \tag{2-45}$$

$$l_{2,0} = 0 \tag{2-46}$$

目标函数式(2-27)为最小化患者总等待时间及医生总工作时间,式中 α 为两者之间的平衡系数;约束式(2-28)保证每名医生每天最多只在1个排班工作;约束式(2-29)和式(2-30)保证医生上夜班后至少休息24 h;约束式(2-31)和式(2-32)保证每名医生一周最多上夜班 $C_{\max}$ 次,最少 $C_{\min}$ 次;约束式(2-33)保证医生一周工作最多不超过 H 小时;约束式(2-34)给出每时段医生数;约束(2-35)和式(2-36)保证每时段医生数不少于1且不超过最大医生数。约束式(2-37)和式(2-38)分别计算患者在医生和检验室节点的患者总数,其中 L_1 和 L_2 分别为 $l_{1,t}$ 和 $l_{2,t}$ 的计算方法;约束(2-39)计算患者候诊等待时间,其中 W_1 为 $W_{1,t}$ 的计算方法。约束式(2-40)和式(2-41)为初始化条件。

由于 $l_{1,t}$、$l_{2,t}$ 和 $W_{1,t}$ 的计算表达式(2-37)~式(2-39)非常复杂且非线性,无法直接使用求解器如 Gurobi 直接求解,因此引入二元决策变量 $a_{j,t}$、$b_{k,t}$、$y_{h,t}$ 和 $d_{j,k,h,t}$ 对其进行线性化。线性化是通过假设医生和检验室节点的系统初始状态的值是常数 φ 的整数倍数来实现的。假设 U_1 和 U_2 分别为 $l_{1,t}$ 和 $l_{2,t}$ 可能的最大取值。线性化所需的参数和变量如下:

参数:

j:$l_{1,t}$ 的可能取值,$j \in \{0, 1, 2, \cdots, U_1/\varphi\}$;

k:$l_{2,t}$ 的可能取值,$k \in \{0, 1, 2, \cdots, U_2/\varphi\}$;

h:医生数的可能取值,$h \in \{1, 2, \cdots, |K|\}$;

U_1:$l_{1,t}$ 最大取值;

U_2:$l_{2,t}$ 最大取值;

φ:$l_{1,t}$ 和 $l_{2,t}$ 的粒度参数。

决策变量:

$a_{j,t}$:0—1 变量,$l_{1,t}=j\varphi$ 时为 1,否则为 0;

$b_{k,t}$:0—1 变量,$l_{2,t}=k\varphi$ 时为 1,否则为 0;

$y_{h,t}$:0—1 变量,$c_{1,t}=h$ 时为 1,否则为 0;

$d_{j,k,h,t}$:0—1 变量,$l_{1,t}=j\varphi$,$l_{2,t}=k\varphi$ 且 $c_{1,t}=h$ 时为 1,否则为 0。

其中,U_1/φ 和 U_2/φ 要求为整数。非线性约束式(2-37)~式(2-39)可以转化为如下线性约束式(2-42)~式(2-52)表示:

$$\sum_{j=0}^{U_1/\varphi} a_{j,t} = 1, \ \forall t \in T \tag{2-47}$$

$$\sum_{j=0}^{U_1/\varphi} a_{j,t} \cdot j\varphi = l_{1,t}, \ \forall t \in T \tag{2-48}$$

$$\sum_{k=0}^{U_2/\varphi} b_{k,t} = 1, \ \forall t \in T \tag{2-49}$$

$$\sum_{k=0}^{U_2/\varphi} b_{k,t} \cdot k\varphi = l_{2,t}, \ \forall t \in T \qquad (2-50)$$

$$\sum_{h=1}^{|K|} y_{h,t} = 1, \ \forall t \in T \qquad (2-51)$$

$$\sum_{h=1}^{|K|} h \cdot y_{h,t} = c_{1,t}, \ \forall t \in T \qquad (2-52)$$

$$\sum_{h=1}^{|K|} \sum_{j=0}^{U_1/\varphi} \sum_{k=0}^{U_2/\varphi} d_{j,k,h,t} = 1, \ \forall t \in T \qquad (2-53)$$

$$d_{j,k,h,t} \geqslant a_{j,t} + b_{k,t} + y_{h,t} - 2, \ \forall t \in T, j \in \{1, \cdots, U_1/\varphi\},$$
$$k \in \{1, \cdots, U_2/\varphi\}, h \in 1, \cdots, |K|\} \qquad (2-54)$$

$$l_{1,t+1} = \sum_{h=1}^{|K|} \sum_{j=0}^{U_1/\varphi} \sum_{k=0}^{U_2/\varphi} d_{j,k,h,t} \cdot L_1(j\varphi, k\varphi, h, t), \ \forall t \in T \backslash \{|T|\}$$
$$(2-55)$$

$$l_{2,t+1} = \sum_{h=1}^{|K|} \sum_{j=0}^{U_1/\varphi} \sum_{k=0}^{U_2/\varphi} d_{j,k,h,t} \cdot L_2(j\varphi, k\varphi, h, t), \ \forall t \in T \backslash \{|T|\}$$
$$(2-56)$$

$$W_{1,t} = \sum_{h=1}^{|K|} \sum_{j=0}^{U_1/\varphi} \sum_{k=0}^{U_2/\varphi} d_{j,k,h,t} \cdot W_1(j\varphi, k\varphi, h, t), \ \forall t \in T \qquad (2-57)$$

约束式(2-42)和式(2-43)使只有在 $l_{1,t}=j$ 时，$a_{j,t}$ 才取为1；约束式(2-44)和式(2-45)使只有在 $l_{2,t}=k$ 时，$b_{k,t}$ 才取为1；约束式(2-46)和式(2-47)使只有在 $c_{1,t}=l$ 时，$y_{h,t}$ 才取为1；约束式(2-48)和式(2-49)使只有在 $l_{1,t}=j$、$l_{2,t}=k$ 且 $c_{1,t}=h$ 时，$d_{j,k,h,t}$ 才取为1；约束式(2-50)和式(2-51)给出每时段结束时医生和检验室节点患者总数；约束式(2-52)计算每时段患者候诊等待时间。

通过使用约束式(2-42)~式(2-52)替代 $l_{1,t}$、$l_{2,t}$ 和 $W_{1,t}$ 计算的非线性约束，模型可以转换为线性化模型。下面以 $l_{1,t+1}$ 的线性化为例展示其细节。考虑时段 t，假设急诊患者到达服从泊松分布，均值为2.8。在该时段，有10个检验设备工作，服务速率 μ_1 和 μ_2 分别为10.93和2.5，患者前往检查的概率为0.55。设医生和检验室节点在时段初患者队长的上限为2，φ

设为 1,因此 $j\in\{0,1,2\}$, $k\in\{0,1,2\}$。假设可以医生数为 2,因此 $h\in\{1,2\}$。为了实现 $l_{1,t+1}$ 的线性化,线性化方法需要提前计算不同组数据组合下 $l_{1,t+1}$ 的值,计算结果如表 2-1 所示。假设对于时段 t, MIP 求解器解得如下结果:$d_{0,1,2,t}=1$,而其他所有变量 $d_{j,k,h,t}$ 均为 0,该结果说明在该时段初医生和检验室节点患者队长为 0 和 1,而医生数为 2,此时 MIP 求解器计算 $l_{1,t+1}$ 如下:

$$q_{1,t+1}=0\times0.523+0\times0.725+\cdots+1\times0.525+\cdots+0\times0.946=0.525$$

表 2-1　$l_{1,t+1}$ 的计算值

k	$h=1$			$h=2$		
	$j=0$	$j=1$	$j=2$	$j=0$	$j=1$	$j=2$
0	0.523	0.725	0.967	0.378	0.482	0.592
1	0.817	1.076	1.380	0.525	0.638	0.760
2	1.192	1.516	1.889	0.686	0.811	0.946

令 MIP1 为线性化的医生排班模型,模型如下:

$$\min 式(2-27)$$

s.t.

$$式(2-28)\sim(2-36),(2-40)\sim(2-52)。$$

2.4.4　急诊医生排班问题启发式求解算法

医生排班问题是 NP 难问题,即使对于小型算例仍难以求解[21, 31]。上一节模型中使用的线性化方法引入大量决策变量,使得急诊医生排班问题模型的规模急剧增加,例如基于实际医院数据建立的 MIP1 模型共有 500 个连续型变量和超过 10^7 个整型变量,模型的行数和列数分别超过 9×10^6 和 10^7。由于模型的大规模性质,使用求解器(如 Cplex、Gurobi 等)对以上模型求解非常困难,本章设计了一个 TS 算法对医生排班问题进行求解。

TS 算法目前已被广泛应用于离散优化问题的求解,文献如 Niroumandrad 和 Lahrichi[32]、Liu 和 Xie[33]均使用 TS 算法求解医生排班问题。TS 算法的基本流程如图 2-10 所示。

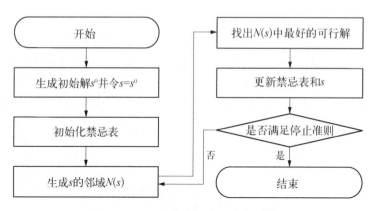

图 2 - 10　禁忌搜索(TS)算法结构图

TS算法从初始解 s^0 开始,生成初始解后算法初始化禁忌表,并将 s^0 设置为当前解 s。在每次迭代中,算法生成当前解的邻域,并找到其中的最好邻域解 s',该邻域解 s' 应通过非禁忌操作产生或满足特定赦免条件。然后算法更新禁忌表,并令 $s=s'$。当算法迭代一定轮次后,算法停止并输出最终结果。

2.4.4.1　初始解构造方法

算法通过如下方法产生初始可行解 s^0。首先安排第 i 名医生(当医生数 $|K|\geqslant7$) 值第 m 天的夜班($i=m$, $1\leqslant m\leqslant7$),接着通过"First-accept"策略安排医生使每个时段都有医生上班,即当某时段医生数为 0 时,找到覆盖该时段的排班中序号最小的排班,将能够满足所有排班约束的序号最小的医生安排至该排班,重复这一过程直到每个时段医生数均大于 0。通过以上过程能够得到医生上班总时长最小的一个可行解。在此可行解的基础上,将剩余尚未安排的医生按贪婪法安排排班,即选择能使目标函数值最小的排班安排医生上班,直到每名医生均无法再加入更多排班。

2.4.4.2　邻域结构及禁忌操作

得到解 s^0 后,记该解为第一个当前解 s,构造当前解的邻域集合,邻域解通过以下两个操作产生:① 为1名医生增加1个工作班次;② 去除1名医生的1个已有排班。若解集合中所有解均为不可行解,则随机选择2名医生的2个排班交换,产生新的可行解作为新的当前解(实验中未出现由以上邻域操作产生的邻域集合全部为不可行解的情况)。获得邻域集合后,选择集合中最好的一个邻域可行解 s',令其为新的当前解。为了防止算法在迭代过程中陷入局部最优,反复搜索已经搜索过的解或解空间,算法需要规定禁忌操作。算法的禁忌规则设计如下:若一轮迭代中当前解为 s,产生新的当前解为 s',定义使解 s 变化至解 s' 操作的逆操作为该轮迭代的禁忌操作,并在此后 η 轮迭代中禁止该禁忌操作。

2.4.4.3　解评估方法

算法需要对当前解的所有可行邻域解进行评估(即计算该解对应的目标函数值),算法对患者等待时间的评估使用 2.4.2 节中"APP‑time‑1"系统评估方法。由于 TS 算法是一种基于邻域搜索的算法,算法的计算时间对解评估的计算速度非常敏感,为了加速算法的求解,设计了两种解评估加速策略。

第一个加速策略是使用粗评估。2.4.2 节中所提出的 APP‑length‑2 计算方法使用二分法迭代求解非线性方程组式(2‑4)和式(2‑5),这使得 APP‑length‑2 的计算时间受二分法的容许误差影响巨大:使用小容许误差计算结果更准确,但计算时间更长;而较大的容许误差将导致计算结果不准确,但计算时间更短。由于 APP‑time‑1 方法基于 APP‑length‑2 的计算结果,因此本节使用不同的二分法容许误差,以加速评估过程。使用 APP‑length‑2 计算方法时,将使用 10^{-5} 绝对误差的评估称为"精确"评估,使用 10^{-1} 绝对误差的评估称为"粗略"评估。如图 2‑11 所示,算法对可行的邻域解将首先进行"粗略"评估,如果解的目标函数值优于当前最佳邻域解的目标函数值,则对该解"精确"评估。经实验,在评估同一解时,"粗略"评估结果与"精确"评估结果接近,而"粗略"评估比"精确"评估快 5～6 倍。

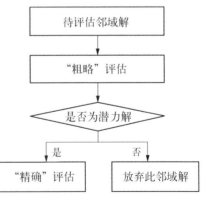

图 2‑11　解评估方法

第二个加速策略是在"粗略"评估中,算法并不是从第一个时段至最后一个时段重新计算患者等待时间,而是仅评估部分时段。在本节算法中,邻域解是通过改变一名医生的一个班次获得。显然,一名医生的一个班次更改对更改时段之前的患者等待时间计算没有影响。而对于远离更改的时段,患者等待时间同样很少受更改的影响。如图 2‑12 所示,算法仅重新计算医生数变

化时段及其后连续 κ 个时段的患者候诊等待时间。通过实验,将 κ 设置为 32 个时段,以确保患者等待时间的评估精度。

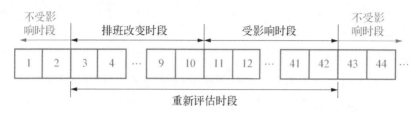

图 2–12 "粗略"评估的评估时段

2.4.4.4 赦免规则与停止条件

若当前解的一个邻域可行解通过被禁忌的操作产生,但其目标函数值较当前最好解的目标函数值更好,则算法对该解实行赦免,即取消对该解的禁忌限制。本章中 TS 算法的停止条件为其迭代次数,当算法迭代至给定次数(设定为 300 次)后停止并输出当前最好解。

2.5 急诊医生排班优化案例

本节以实际大型医院的急诊医生排班作为案例,展示排班问题的实际背景,并运用所介绍的优化算法得到高质量的排班方案,提高急诊医疗的质量。

2.5.1 案例背景

本案例基于我国某三甲医院急诊科室的实际数据。通过合作医院管理信息系统对急诊数据进行采集、处理,获得急诊患者每小时到达速率、医生对患者的服务速率等参数。分别采集 2019 年 6～8 月和 2018 年 12 月～2019 年 2 月急诊数据,形成"数据集 1"和"数据集 2",每个数据集包含 6 个测试算例,每个算例对应一周的医生排班问题。以科室 6～8 月急诊患者到达数据为例,呈现出很强的波动性。患者到达速率在夜间(00:00～06:00)很低,大约 06:00 开始增加,直至约 12:00 出现第一个高峰,随后患者到达速率下降并于约 17:00 再次增加,在约 21:00 出现第二个患者到达高峰,此后回落至夜间的低点。12 月至次年 2 月急诊患者到达模式与 6～8 月类似,区别在于患者到达高峰出现稍晚,且患者总数量更高。6～8 月该科室每天的患者数量为

100～120 人，12 月至次年 2 月数量为 130～150 人。

合作医院的实际医生上班情况如下：每天采用四班制。6～8 月期间，夜班（24:00～08:00）有 1 名医生，早班（08:00～12:00）有 1 名医生，下午班（12:00～18:00）有 2 名医生，晚班（18:00～24:00）有 2 名医生；12 月至次年 2 月期间，夜班（24:00～08:00）有 1 名医生，早班（08:00～12:00）有 1 名医生，下午班（12:00～18:00）有 2 名医生，晚班（18:00～24:00）有 3 名医生。数值实验使用的柔性排班方案每天包括 6 个排班，每个排班的起止时间分别为 8:00～16:00，10:00～18:00，12:00～20:00，14:00～22:00，16:00～24:00，24:00～8:00。

2.5.2　优化策略

对该案例的优化有如下步骤。首先，采用实际数据对 2.4.2 节所提的系统解析建模有效性进行验证，为后续优化的质量提供基础保障。然后，建立 2.4.3 节所述的数学模型，并运用 2.4.4 节介绍的 TS 算法求解排班方案。最后，将所得排班与文献已有方法、医院现行排班进行对比，证明算法的效果。

2.5.2.1　系统建模有效性验证

首先，本小节基于实际数据，将前文急诊问诊解析建模方法的计算结果与仿真结果进行对比，以验证所提方法的有效性（表 2-2）。

表 2-2　系统评估方法验证试验参数

符号	取　值	含　　义
μ_1	10.93 人/h	医生问诊服务速率
μ_2	2.5 人/h	检验室检验速率
c_2	10	检验设备数
p	0.55	患者前往检验室检验概率
$\underline{\rho}$	2	APP-length-2 方法中下限参数
$\overline{\rho}$	2.5	APP-length-2 方法中上限参数

表 2-3 和表 2-4 给出了医生节点患者总数验证实验结果。"APP-length-2"和"仿真"列分别给出由 APP-length-2 计算方法和仿真方法得到的医生节点患者总数量（每个时段结束时的患者数之和），"Gap"列给出 APP-length-2 计算结果与仿真之间的百分比差距，通过"100×|APP-length-2-

仿真|/仿真"计算,|·|表示绝对值。以算例 1-1 和算例 2-1 为例,使用两种
方法得到的每时段末医生节点患者总数如图 2-13 和图 2-14 所示。

表 2-3   医生节点患者总数计算方法与仿真对比(数据集 1)

算例	APP-length-2/人	仿真/人	Gap/%
1-1	676.65	642.87	5.26
1-2	701.72	667.71	5.09
1-3	662.26	628.44	5.38
1-4	669.96	636.19	5.31
1-5	679.08	645.99	5.12
1-6	661.26	627.60	5.36
平均	675.15	641.47	5.25

表 2-4   医生节点患者总数计算方法与仿真对比(数据集 2)

算例	APP-length-2/人	仿真/人	Gap/%
2-1	857.42	812.81	5.49
2-2	873.85	828.14	5.52
2-3	860.57	815.50	5.53
2-4	860.29	815.70	5.47
2-5	848.16	803.88	5.51
2-6	862.85	818.09	5.47
平均	860.52	815.69	5.50

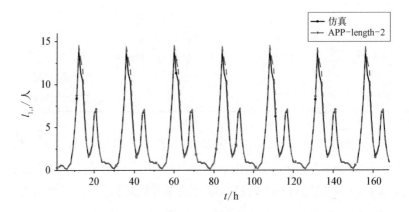

图 2-13   医生节点患者总数(算例 1-1)

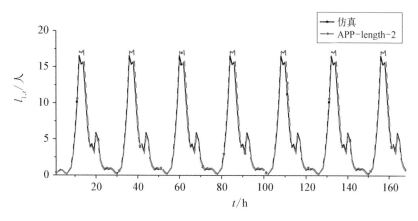

图 2 - 14　医生节点患者总数(算例 2 - 1)

数值实验结果表明,APP - length - 2 方法得到的医生节点患者总数结果接近仿真结果。如表 2 - 3 和表 2 - 4 所示,对于数据集 1,APP - length - 2 的计算结果接近仿真结果,相对差距为 5.3%,而数据集 2 上相对差距为 5.5%。同时,从表 2 - 2 和表 2 - 3 中可以观察到 APP - length - 2 计算方法倾向于稍微高估患者总数,而平均 5% 左右程度的高估是可接受的。从图 2 - 13 和图 2 - 14 中可以观察到同样的结果:APP - length - 2 计算得到的医生节点患者总数非常接近仿真结果,说明所提出的 APP - length - 2 可以很好地近似系统。以上结果表明,APP - length - 2 近似方法可用于评估医生节点的患者总数。

进一步,本小节将 APP - time - 1 计算结果与仿真结果进行比较,以验证所提出患者候诊等待时间计算方法的精确度。表 2 - 5 和表 2 - 6 中,"APP - time - 1"和"仿真"列给出了 APP - time - 1 和仿真方法得到的患者候诊总等待时间;"Gap"列给出了 APP - time - 1 和仿真的总等待时间之间的百分比差距。图 2 - 13 和图 2 - 14 以算例 1 - 1 和算例 2 - 1 为例,对比 APP - time - 1 和仿真方法得到的每小时患者候诊总等待时间。

表 2 - 5　患者候诊等待时间(算例 1 - 1)

算例	APP - time - 1/h	仿真/h	Gap/%
1 - 1	468.77	468.68	0.02
1 - 2	491.02	492.59	0.32

算例	APP-time-1/h	仿真/h	Gap/%
1-3	452.94	455.64	0.59
1-4	457.63	461.50	0.84
1-5	468.90	471.56	0.57
1-6	451.27	454.72	0.76
平均	465.09	467.45	0.52

表2-6　患者候诊等待时间(算例2-1)

算例	APP-time-1/h	仿真/h	Gap/%
2-1	618.15	609.52	1.42
2-2	634.27	624.39	1.58
2-3	620.53	611.93	1.41
2-4	620.13	612.06	1.32
2-5	608.37	601.02	1.22
2-6	622.76	614.37	1.37
平均	620.70	612.22	1.39

　　表2-5和表2-6显示,APP-time-1计算得到的患者总等待时间十分接近仿真结果。对于数据集1,患者总等待时间的平均差距约为0.5%,数据集2平均差距约为1.4%。图2-15和图2-16显示,APP-time-1计算得到的

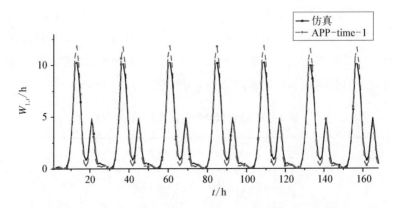

图2-15　患者等待时间近似计算方法与仿真对比(数据集1)

每小时患者等待时间数值及变化趋势上均十分接近仿真结果。数值实验表明,所提出的 APP‑time‑1 计算方法能够很好地近似计算患者候诊等待时间,支撑后续的算法求解。

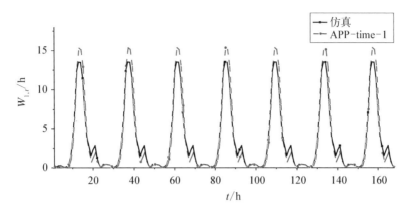

图 2‑16　患者等待时间近似计算方法与仿真对比(数据集 2)

2.5.2.2 TS 算法求解

本小节采用 TS 算法求解医院实际排班问题,并对比 Gurobi 求解器的求解结果,以检验 TS 算法的性能。

Gurobi 求解停止标准如下:当相对 MIP Gap<3%,或者求解时间达到 12 h,Gurobi 求解停止。本小节将 MIP1 模型中线性化参数 φ 设为 1。线性化参数 φ 的取值将直接影响 MIP1 模型的规模和精度。理论上,参数 φ 的取值越小,MIP1 模型的求解结果越接近问题的最优解。但是,随着参数 φ 减小,MIP1 模型的规模会随之增加,造成问题难以求解。本节尝试使用更小的参数 φ。例如,对于算例 1‑1,$\varphi=0.1$ 时 Gurobi 求解结果目标函数值较 $\varphi=1$ 高 32.7%。因此,为了使 Gurobi 得到更好的结果,本节统一设置 $\varphi=1$。除表 2‑2 中所示的参数外,在表 2‑7 中列出了本小节数值实验中使用的其他参数。

表 2‑7　数值实验参数

参　数	取　值	含　义
$|K|$	11	可用医生数
$|N|$	6	一天可选排班数

续　表

参　数	取　值	含　义
α	1	目标函数权重系数
$C_{\max}$	2	医生夜班数上限
$C_{\min}$	0	医生夜班数下限
H	50 h	医生工作时长上限
U_1	180	医生节点患者总数上限
U_2	20	检验室节点患者总数上限
φ	1	线性化方法粒度参数
η	10	TS算法禁忌长度
err_semi	10^{-1}	TS算法"粗略"评估精度
err_exact	10^{-5}	TS算法"精确"评估精度

表 2-7 和表 2-8 显示了 TS 算法解与 Gurobi 解对比结果,对 TS 算法结果提供了目标函数值("目标函数"列)、患者候诊总等待时间("等待时间"列)及计算时间("CPU"列);对于 Gurobi 求解器,给出了目标函数值("目标函数"列);患者总等待时间("等待时间"列)及相对 MIP Gap("Rel. Gap"列,由 Gurobi 计算,表示解的目标函数值与目标函数值下限的百分比差距)。"Gap-1"列表示 TS 和 Gurobi 解目标函数值的百分比差距,由"100×|Gurobi 解目标函数值—TS解目标函数值|/Gurobi 解目标函数值"计算。使用类似的计算方法,"Gap-2"给出了 TS 和 Gurobi 解患者总等待时间的百分比差距。患者候诊等待时间结果通过仿真得到。

表 2-8　TS 算法解与 Gurobi 解对比(数据集 1)

算例	TS算法解			Gurobi 解			Gap-1 /%	Gap-2 /%
	目标函数/h	等待时间/h	CPU/h	目标函数/h	等待时间/h	Rel. Gap/%		
1-1	447.14	87.14	0.46	2 661.68	2 389.68	51.52	83.20	96.35
1-2	453.71	101.71	0.54	2 959.85	2 711.85	54.55	84.67	96.25
1-3	518.67	174.67	0.55	2 790.16	2 510.16	55.56	81.41	93.04
1-4	449.28	89.28	0.46	2 712.42	2 424.42	53.61	83.44	96.32

算例	TS 算法解			Gurobi 解			Gap - 1 /%	Gap - 2 /%
	目标函数/h	等待时间/h	CPU /h	目标函数/h	等待时间/h	Rel. Gap/%		
1 - 5	462.75	126.75	0.56	2 681.31	2 409.31	59.79	82.74	94.74
1 - 6	456.72	120.72	0.50	2 734.79	2 470.79	54.84	83.30	95.11
平均	464.71	116.71	0.51	2 756.70	2 486.03	54.98	83.13	95.30

表 2 - 9　TS 算法解与 Gurobi 解对比(数据集 2)

算例	TS 算法解			Gurobi 解			Gap - 1 /%	Gap - 2 /%
	目标函数/h	等待时间/h	CPU /h	目标函数/h	等待时间/h	Rel. Gap/%		
2 - 1	671.02	311.02	0.51	5 360.08	5 096.08	56.59	87.48	93.90
2 - 2	656.77	296.77	0.48	5 713.26	5 465.26	57.60	88.50	94.57
2 - 3	541.89	181.89	0.41	5 484.24	5 220.24	57.14	90.12	96.52
2 - 4	671.56	311.56	0.51	5 491.08	5 235.08	57.26	87.77	94.05
2 - 5	543.69	183.69	0.41	5 563.75	5 315.75	57.02	90.23	96.54
2 - 6	545.65	185.65	0.39	5 712.24	5 456.24	55.91	90.45	96.60
平均	605.10	245.10	0.45	5 554.11	5 298.11	56.92	89.09	95.36

从表 2-8 和表 2-9 结果可以看出,对于全部 12 个算例,尽管 Gurobi 可以在 12 h 的求解时间内找到可行解,但所有算例 Gurobi 都无法在 12 h 内求解至最优。对于数据集 1,平均相对 MIP Gap 约为 55%;对于数据集 2,该值约为 57%。对于所有 12 个算例,TS 算法解质量均比 Gurobi 解更好,对于两组数据集,TS 算法解的目标函数值平均比 Gurobi 解分别少 83.1% 和 89.1%。对比患者等待时间,TS 算法解的优势则更加明显,TS 算法解的总等待时间平均比 Gurobi 解分别少约 95.3% 和 95.4%。TS 算法的平均计算时间约为 0.5 h,对于同一算例,TS 算法的平均计算时间比 Gurobi 少约 95%。这些结果表明,对于本章研究的医生排班问题,所提出的 TS 算法能够在更短计算时间找到比 Gurobi 求解器更好的解。

2.5.2.3　算法效果

1) 对比文献已有方法

尽管已有许多针对医院医护人员排班问题的研究,但目前很少有面向时变回流急诊患者需求的急诊医生排班研究。为了显示本章所提出方法的性能,本小节将所提出的 TS 算法与 Yom-Tov 和 Mandelbaum[26] 中的方法(简称"Erlang-R 方法")进行比较。Yom-Tov 和 Mandelbaum 研究的排队模型与本小节的类似,即排班周期分为若干个等长时段。每个时段内,假设患者到达服从泊松分布,且部分患者在经历过一个服从指数分布的延迟后可能返回医生节点。Yom-Tov 和 Mandelbaum[26] 研究了其排队模型的服务台负载(offered load)$R_{1,t}$ 和 $R_{2,t}$ 的计算方法,并提出了基于平方根规则的医生配置方法:$c_t = R_{1,t} + \beta\sqrt{R_{1,t}}$,其中 β 是一个参数,与医生节点队列中患者的延迟概率有关。由于医生配置水平应为整数,医生配置水平是通过对 c_t 四舍五入得到,如果某个时段的医生数量经四舍五入后为零,则将该时段的医生数设置为 1。显然,参数 β 越大,配置医生的数目越大,患者在医生节点的总等待时间则相应减少。本小节将 β 设置为 0.5,以避免太大或太小的医生配置水平。

与本小节的工作相比,Erlang-R 方法没有考虑医生的排班规则限制。因此,考虑到这一差异,本小节仅比较医生配置方案(即每个时段工作的医生数)。本小节 TS 算法得到的医生配置方案是通过修改后的 TS 算法获得,该算法只保留每时段医生最少数量约束,不考虑其他医生排班规则。

表 2-10 和表 2-11 给出 TS 算法和 Erlang-R 方法之间的目标函数值("目标函数"列)、患者候诊总等待时间("等待时间"列)及其百分比差距。"Gap-1"列表示 TS 算法和 Erlang-R 方法目标函数值的百分比差距,由"$100 \times |\text{TS} - \text{Erlang-R}| / \text{TS}$"计算。"Gap-2"列显示了两种方法之间患者等待时间的百分比差距。图 2-17 以算例 1-2 的第 1 天为例,显示了 TS 算法和 Erlang-R 方法的每小时配置医生数量对比。

表 2-10   TS 算法与 Erlang-R 方法对比(数据集 1)

算例	TS 算法		Erlang-R 方法		Gap-1 /%	Gap-2 /%
	目标函数/h	等待时间/h	目标函数/h	等待时间/h		
1-1	395.14	86.14	428.42	155.42	7.77	44.58
1-2	397.69	89.69	449.60	177.60	11.55	49.50
1-3	392.08	89.08	471.70	207.70	16.88	57.11

续　表

算例	TS 算法		Erlang - R 方法		Gap - 1 /%	Gap - 2 /%
	目标函数/h	等待时间/h	目标函数/h	等待时间/h		
1 - 4	395.10	90.10	447.89	178.89	11.79	49.63
1 - 5	393.67	86.67	473.50	209.50	16.86	58.63
1 - 6	391.88	88.88	458.51	192.51	14.53	53.83
平均	394.26	88.43	454.94	186.94	13.23	52.21

表 2 - 11　TS 算法与 Erlang - R 方法对比 (数据集 2)

算例	TS 算法		Erlang - R 方法		Gap - 1 /%	Gap - 2 /%
	目标函数/h	等待时间/h	目标函数/h	等待时间/h		
2 - 1	437.87	88.87	509.38	208.38	14.04	57.35
2 - 2	438.15	95.15	512.39	214.39	14.49	55.62
2 - 3	439.07	94.07	519.38	222.38	15.46	57.70
2 - 4	436.82	93.82	516.60	217.60	15.44	56.88
2 - 5	438.25	97.25	508.94	210.94	13.89	53.90
2 - 6	437.58	92.58	509.07	209.07	14.04	55.72
平均	437.95	93.62	512.63	213.79	14.56	56.20

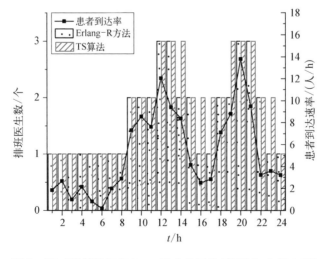

图 2 - 17　TS 算法与 Erlang - R 方法对比 (算例 1 - 2 第 1 天)

从表 2-10 和表 2-11 可以发现,无论是目标函数值,还是患者等待时间,TS 算法得到的医生配置方案均比 Erlang-R 方法更优。对于数据集 1,与 Erlang-R 方法相比,TS 算法解的目标函数值平均低 13.2%,而患者等待时间平均低 52.2%。对于数据集 2,TS 算法解的目标函数值较 Erlang-R 方法平均低 14.6%,而两种方法之间的患者等待时间的平均差距为 56.2%。图 2-17 显示,TS 医生配置方案能够更好地跟随患者到达速率的波动。以上数值实验结果表明,所提出的 TS 算法能够更有效地求解本章所研究的医生排班问题。

2) 对比医院现行排班

对于 TS 算法所得排班方案与医院现行医生排班方案,分别通过仿真获得患者候诊等待时间。表 2-12 和表 2-13 对比了 TS 算法排班与医院现行医生排班下的患者候诊总等待时间("等待时间"列)和目标函数值("目标函数"列)。表中"Gap-1"和"Gap-2"列显示了 TS 算法排班与医院现行排班之间的目标函数值和患者总等待时间的百分比差距。

表 2-12　TS 算法排班与医院现行排班对比(数据集 1)

算例	TS 算法排班		医院现行排班		Gap-1 /%	Gap-2 /%
	目标函数/h	等待时间/h	目标函数/h	等待时间/h		
1-1	447.14	87.14	720.68	468.68	37.96	81.41
1-2	453.71	101.71	744.59	492.59	39.07	79.35
1-3	518.67	174.67	707.64	455.64	26.70	61.67
1-4	449.28	89.28	713.50	461.50	37.03	80.65
1-5	462.75	126.75	723.56	471.56	36.05	73.12
1-6	456.72	120.72	706.72	454.72	35.38	73.45
平均	464.71	116.71	719.45	467.45	35.36	74.94

表 2-13　TS 算法排班与医院现行排班对比(数据集 2)

算例	TS 算法排班		医院现行排班		Gap-1 /%	Gap-2 /%
	目标函数/h	等待时间/h	目标函数/h	等待时间/h		
2-1	671.02	311.02	903.52	609.52	25.73	48.97
2-2	656.77	296.77	918.39	624.39	28.49	52.47

续　表

算例	TS算法排班		医院现行排班		Gap - 1 /%	Gap - 2 /%
	目标函数/h	等待时间/h	目标函数/h	等待时间/h		
2 - 3	541.89	181.89	905.93	611.93	40.18	70.28
2 - 4	671.56	311.56	906.06	612.06	25.88	49.10
2 - 5	543.69	183.69	895.02	601.02	39.25	69.44
2 - 6	545.65	185.65	908.37	614.37	39.93	69.78
平均	605.10	245.10	906.22	612.22	33.24	60.01

　　表 2-12 和表 2-13 显示,TS 算法排班的目标函数值和患者总等待时间均比医院现行排班更少。对于数据集 1 的 6 个算例,TS 算法排班的目标函数值平均比医院现行排班的目标函数值小 35.4%,算法排班下患者总等待时间平均为 116.7 h,比医院现行排班的等待时间平均低约 75.0%。对于数据 2,与医院现行排班相比,TS 算法排班的目标函数值和患者等待时间平均低 33.2% 和 60.0%。由于同一个算例患者到达模式和到达数量是相同的,因此对于两组数据集,相比医院现行排班,TS 算法排班下患者平均等待时间同样分别少 75.0% 和 60.0%。

　　图 2-18 和图 2-19 以算例 1-1 和算例 2-1 为例,对比了 TS 算法排班和医院现行排班下每小时患者候诊等待时间。以算例 1-1 第 2 天为例,TS 算法排班和医院现行排班下每时段医生数量如图 2-20 所示。图 2-20 仅比较每小时急诊医生数量,因为通过每小时医生数量即可计算得到患者等待时间。

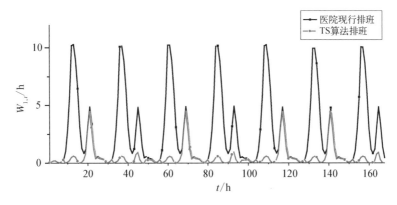

图 2-18　TS 算法排班与医院现行排班下患者候诊等待时间对比(算例 1-1)

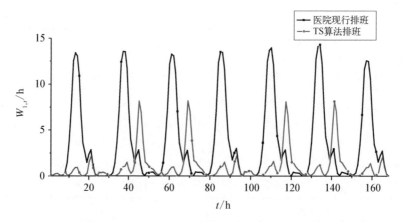

图 2 - 19　TS 算法排班与医院现行排班下患者候诊等待时间对比(算例 2 - 1)

图 2 - 18 和图 2 - 19 显示,TS 算法排班可以有效减少患者的等待时间。图 2 - 20 表明,与医院现行排班相比,TS 算法排班可以更好地匹配患者到达速率的波动。以上数值实验结果表明,TS 算法得到的医生排班方案能够有效减少患者的等待时间,提升服务质量。

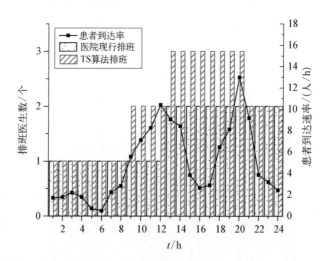

图 2 - 20　TS 算法排班与医院现行排班对比(算例 1 - 1 第 2 天)

2.5.2.4　非指数分布服务时间验证

本章在问题定义中设定医生对患者的服务时间服从指数分布,这在许多文献中是一个普遍的假设。与此同时,合作医院的实际数据分析也表明,服务时间服从指数分布的假设并不十分准确。因此,本小节分别使用退化分布(即固定分布)和一般分布服务时间,将 TS 算法排班与医院现行排班对比,通过仿真得到不同分布下的系统性能,以验证所提出 TS 算法的求解结果性能。

本小节使用 TS 算法排班和医院现行排班,使用计算机仿真计算非指数服务时间下患者总等待时间和目标函数值。需要说明的是,本小节仿真模型中,一般分布的服务时间是使用 5 种分布构造而成。对于一般分布,本小节使用 5 种不同的分布：Erlang 分布、Gamma 分布、Beta 分布、Pareto 分布和截断正态分布构造一个"分布池"。5 种分布以及退化分布的平均值和方差均调整为与相应的指数分布(即表 2-2 中的 μ_1 和 μ_2)相同。对于每个患者,一般分布服务时间是通过从"分布池"中随机选择一个分布并产生相应服务时间的随机数生成的。

表 2-14 和表 2-15 给出了退化分布服务时间下,TS 算法排班和医院现行排班下患者候诊总等待时间("等待时间"列)及目标函数值("目标函数"列);表 2-16 和表 2-17 则给出了当服务时间服从一般分布时的实验结果。其中,"Gap-1"和"Gap-2"列分别表示 TS 算法排班和医院现行排班之间目标函数值和总等待时间的百分比差距。

表 2-14　TS 算法排班与医院现行排班对比(退化分布服务时间,数据集 1)

| 算例 | TS 算法排班 | | 医院现行排班 | | Gap-1 /% | Gap-2 /% |
	目标函数/h	等待时间/h	目标函数/h	等待时间/h		
1-1	415.43	55.43	645.51	393.51	35.64	85.91
1-2	417.48	65.48	669.20	417.20	37.61	84.30
1-3	477.66	133.66	633.64	381.64	24.62	64.98
1-4	415.54	55.54	634.97	382.97	34.56	85.50
1-5	420.72	84.72	648.92	396.92	35.17	78.66
1-6	415.55	79.55	634.17	382.17	34.47	79.19
平均	427.06	79.06	644.40	392.40	33.68	79.76

表 2-15　TS 算法排班与医院现行排班对比(退化分布服务时间,数据集 2)

| 算例 | TS 算法排班 | | 医院现行排班 | | Gap-1 /% | Gap-2 /% |
	目标函数/h	等待时间/h	目标函数/h	等待时间/h		
2-1	616.01	256.01	830.10	536.10	25.79	52.25
2-2	603.33	243.33	846.35	552.35	28.71	55.95

| 算例 | TS算法排班 | | 医院现行排班 | | Gap-1 /% | Gap-2 /% |
	目标函数/h	等待时间/h	目标函数/h	等待时间/h		
2-3	489.06	129.06	834.34	540.34	41.38	76.12
2-4	616.27	256.27	835.38	541.38	26.23	52.66
2-5	490.19	130.19	824.67	530.67	40.56	75.47
2-6	493.25	133.25	838.11	544.11	41.15	75.51
平均	551.35	191.35	834.82	540.82	33.97	64.66

表2-14和表2-15显示,服务时间服从退化分布时,对于数据集1,相较于医院现行排班,TS算法排班平均降低33.7%的目标函数值和79.8%的患者等待时间;对于数据集2,两种排班的目标函数值和患者等待时间差距分别为34.0%和64.7%。表2-16和表2-17显示,当服务时间服从一般分布时,对于数据集1,TS算法排班相较医生现行排班,目标函数值和患者总等待时间平均下降34.2%和77.0%;而对于数据集2,目标函数值和患者总等待时间平均下降33.7%和62.4%。数值实验结果表明,当患者就诊和检验的服务时间服从非指数分布时,TS算法排班仍然明显优于医院现行排班。

表2-16 TS算法排班与医院现行排班对比(一般分布服务时间,数据集1)

| 算例 | TS算法排班 | | 医院现行排班 | | Gap-1 /% | Gap-2 /% |
	目标函数/h	等待时间/h	目标函数/h	等待时间/h		
1-1	431.19	71.19	680.23	428.23	36.61	83.38
1-2	435.48	83.48	699.85	447.85	37.77	81.36
1-3	498.37	154.37	666.91	414.91	25.27	62.79
1-4	432.13	72.13	673.02	421.02	35.79	82.87
1-5	440.37	104.37	682.24	430.24	35.45	75.74
1-6	436.35	100.35	666.34	414.34	34.52	75.78
平均	445.65	97.65	678.10	426.10	34.24	76.99

表 2 - 17　TS算法排班与医院现行排班对比(一般分布服务时间,数据集 2)

| 算例 | TS算法排班 | | 医院现行排班 | | Gap - 1 /% | Gap - 2 /% |
	目标函数/h	等待时间/h	目标函数/h	等待时间/h		
2 - 1	640.39	280.39	865.10	571.10	25.98	50.90
2 - 2	628.99	268.99	880.28	586.28	28.55	54.12
2 - 3	513.54	153.54	868.77	574.77	40.89	73.29
2 - 4	640.01	280.01	869.18	575.18	26.37	51.32
2 - 5	515.96	155.96	858.38	564.38	39.89	72.37
2 - 6	518.10	158.10	869.65	575.65	40.42	72.54
平均	576.17	216.17	868.56	574.56	33.68	62.42

2.5.3　案例总结

由于急诊系统是时变、带回流的排队系统,其医生排班问题结构复杂且规模很大,难以直接使用求解器求解。本案例中,使用逐点稳态近似、流模型和排队论等方法,对医生节点患者总数及患者等待时间进行解析计算。然后在解析建模的基础上,以最小化急诊患者总等待时间和医生总工作时间的加权和为目标,决策一周内每名医生的排班,采用了 TS 算法求解医生排班问题模型。

对合作医院的实际数据进行的研究表明,所提建模方法得到的患者总数、患者等待时间等关键指标具有良好精度,从而验证了建模方法的有效性。进一步将 TS 算法排班与已有文献方法、医院现行排班方案进行比较可以发现,所提出的 TS 算法可以得到更好的急诊医生排班方案,且求解时间较短,符合医院急诊医生排班的实际应用需求。

第 **3** 章　急诊床位资源运作管理方法

近年来,急诊医疗服务在保障我国城市居民的健康方面发挥着重要作用。随着人口老龄化进程加快,各种疾病发病率不断攀升等一系列问题的显现,人们对医疗服务资源的需求不断增加,不平衡的矛盾日益激烈。加之急诊医疗服务的需求往往具有高度的时变性和不确定性,使得城市急诊医疗服务系统面临巨大的运营管理挑战。由于急诊医疗资源的有限性,在不同病情患者接受医疗服务的过程中,面向抢救室患者的抢救室床位分配,存在着医疗服务能力与患者需求不匹配的问题。如何更合理有效地利用医疗资源,提高系统效益,优化急诊的床位调度,成为一个非常重要的课题。

3.1　急诊床位资源管理含义及特点

3.1.1　急诊病床管理的背景

急诊部拥挤、病床资源紧张的现象在大型三甲医院经常出现,原因十分复杂。首先,急诊不能采用预约机制,在一天的不同时段患者到达速率高度时变且不确定。其次,急诊患者的病情繁杂且有轻重缓急区别。最后,每个患者占用医疗资源的时间具有不确定性,例如使用病床等医疗资源的时间不确定。这些复杂因素给急诊部服务管理和调度造成困难。

抢救室是急诊部的核心科室,而床位是抢救室最关键的资源,其使用的科学性与否直接影响对患者的救治是否及时、是否能做到对患者"应收尽收"的医疗原则。因此,急诊部需要在预诊时对患者病情进行分级,对病情严重的患者优先接收;对病情相对不紧急的患者根据资源占用情况选择性接收,即进行科学的入院控制。本章称前者为"危重患者",后者为"非危重患者"。抢救室床位资源有限,如何通过合理的手段,对不同等级的患者加以控制,以提高患者健康回报和医院收益,是抢救室面临的重要问题。由于抢救室患者一般允许的等待很有限,所以当患者到达时需要实时决定是否接收。但是现实中做出科学实时的入院控制决策具有很大的难度。这是由于后续患者的到达、患者占用资源的时间都是高度不确定的,接收过多非危重患者导致床位不足,将可能影响后续危重患者的接收;接收过少则可能造成床位资源利用率不高,影响整体的医疗服务质量和收益。因此,抢救室需要科学的患者入院控制方法和策略,以提升整体运行和服务水平。

3.1.2　病床资源管理特点

如今,每个人在生活中都可能面临就医的情况,而看病难、住院难已经成为广大民众关注的焦点问题。尤其是当患者需要前往知名的三甲医院进行住院治疗或手术时,常常会遇到等待数周乃至数月方能入院的困境。这一现象是多种因素综合作用的结果。

首先,病床资源的相对不足是导致看病难、住院难的关键原因之一。根据《中国统计年鉴—2023》显示,2022 年末,全国医疗卫生机构床位 975.0 万张,千人病床数达 6.92 张。虽然这一数字在表面上看起来相当可观,相对于我国庞大的人口基数来说,仍然无法满足需求。

其次,医院病床的合理安排和充分利用也是导致住院难题的一个重要因素。在一些医院中,病床管理存在着不规范、不高效的问题。有的医院由于缺乏科学的预约和安排机制,导致病床资源分配不均衡,有时甚至出现闲置床位而无法及时利用的情况。此外,部分医院由于信息共享不畅、流程不通畅等原因,延误了患者住院的时机,使得患者需要等待更长的时间才能入院。

在病床配置方面,即使是病床使用率较高的医院,有些科室常有较多病床闲置,既不利于患者的服务水平,也不利于医疗护理的管理。目前,国内各类医院在病床分配方面,主要采取完全人工分配和计算机描述现状的人工分配两种方式。

人工分配是一种人工统计方法。目前大多数医院采取人工统计、考虑预留、空位分配的方法。医院在实际操作过程中,为保证病床能尽量合理分配,通常采用经验分配法、黄金分割法等计算方法。这种方法可以根据病情相对人性化地分配床位,但在人力、物力耗费上存在一定问题,并且无法达到统筹兼顾、合理利用的预期。另一种方式是计算机描述现状的人工分配。目前,国内医院大部分采用局域联网办公,在挂号安排患者就诊方面,计算机分配系统作用显著,大大缩减了患者的等待时间。然而,在病床分配方面,由于无法人为预期病床的分配情况,所以只是单纯地通过计算机统计现状,采取先来先服务的策略收治病患入院,无法达到外伤重症患者的优先分配、就诊到住院时间预留等方面的智能化。

因此,从理论上建立一种有效的病床预测和分配方法,并应用在医院的信息管理系统中,将会得到医院管理者及广大患者的青睐。

3.1.3　病床管理的意义

急诊病床管理是医疗机构中至关重要的一环,它对于保障患者安全、提高诊疗效率、合理利用资源具有重要的意义。

首先,急诊病床管理能够有效保障患者的安全。急诊科常常是医院中最繁忙、最复杂的科室之一,患者的病情变化和治疗需要时刻都在发生。通过合理的病床管理,可以确保每位患者得到及时、准确的医疗干预和监护,避免因床位不足或分配不当而延误救治。此外,合理的病床管理还能减少交叉感染的风险,保障患者在急诊过程中的安全与舒适。

其次,急诊病床管理能够提高诊疗效率。急诊科通常是医院中人流量最大、工作强度最高的科室之一。合理管理急诊病床可以降低患者的等待时间,加快就诊速度,提高患者满意度。通过合理分配病床资源,优化急诊科的运作流程,能够使医务人员更好地利用有限的资源,提高医疗服务的效率。

最后,急诊病床管理有助于合理利用医疗资源。医疗资源是有限的,急诊科作为医院运作的重要组成部分,合理利用医疗资源具有重要意义。通过科学规划和管理急诊病床,可以确保床位的充分利用,避免因资源浪费导致社会成本增加。同时,合理的病床管理也能够帮助医院识别患者的救治优先级,根据患者的病情轻重和治疗需求进行适当的调度和分配,确保资源在紧张时刻得到最大化的利用。

综上所述,急诊病床管理对于保障患者安全、提高诊疗效率和合理利用资源具有重要的意义。它不仅关乎患者的生命健康,也与医院的正常运转和社会资源的合理分配息息相关。

3.2　急诊床位资源的运作管理研究现状

决策者往往面临着时变非稳态系统带来的困难,医疗服务场景下这个特点尤其显著。由于患者病情的多样性,以及交通、环境和天气等复杂因素的影响,需求的发生一般具有高度时变的特征。另外,部分医疗资源如医生和护士因工作时间较长会产生疲劳,造成系统服务能力也具有时间依赖性。系统的时变非稳态特征给医疗资源的配置带来很大的挑战,譬如常用的排队系统指标如等待时间、逗留时间和服务水平等将难以获得精确评估,或者评估的复杂度过高,导致难以进行系统优化。因此,需要考虑从多个角度、使用多种方法处理非稳态带来的问题。例如,实施患者预约调度、床位动态调度、灵活的医护人员排班等。非稳态医疗系统的研究中往往涉及两方面的内容,一方面是对系统相关指标的评估,另一方面是在非稳态环境下对系统的优化。由于医疗服务系统是一个天然的排队系统,许多学者采用了排队论方法进行系统评估。稳态近似(stationary approximation,SA)是目前最流行的方法。这些方法将时间范围划分为较小的时段,并通过一系列稳态的排队模型对非稳态系统进行近似。SA 方法被大量学者研究,也有多个变种,比如逐点稳态近似[34,35](pointwise stationary approximation,PSA),逐段独立稳态近似[36](stationary independent period-by-period approach,SIPP)以及修正地提供负载(modified offered load,MOL)估计[37-39]等。理论上,SA 方法可以应用到任何非稳态模型上,只要其对应的静态模型是可评估的。例如,Liu 和 Whitt[40]考虑时变的患者到达率,基于 MOL 方法来确定不同时间的人员配置水平,以稳定多服务台排队过程中的与时间相关的患者放弃排队概率和患者等待概率。Yom-Tov 和 Mandelbaum[26]针对医疗环境下,患者需要重复接受服务的特点,提出了在时变环境下考虑患者重入的 Erlang - R 模型。Liu[41]考虑一个 $Gt/GI/st+GI$ 的排队模型,到达间隔、服务和患者的耐心分布都服从一般分布,文献通过分析确定了可以渐进满足患者等待时间目标的人员配置函数。多项研究[42,43]表明,流模型对于多服务台以及高服务强度的系统,在排队长度、等待时间等排队指标的评估上有较好的表现,且计算复杂度低,具有较高的应用价值。Niyirora 和 Zhuang[44] 在研究急诊部门排队系统时考虑了非时齐泊松到达的情况。为了近似排队过程，采用了流模型并提出了修正的平方根人员配置公式。这个公式可以根据所需的服务等级，构建出满足约束条件的人员配置策略。Liu 等[45] 基于逐点稳态流平衡估计方法对时变需求下的多类型患者排队长度进行估计，并利用两阶段法安排医生排班，有效控制了患者排队长度的同时缩短了医生工作时间。部分文献从仿真优化的角度进行非稳态医疗系统的优化研究。仿真优化即以非枚举的方式从可行策略或方案中找到最佳输入，使得某些评价指标最优或近优的过程。Defraeye 和 Van Nieuwenhuyse[46] 以控制过长的患者等待时间为目标，提出了一种满足患者时变需求的方法。Shi 等[47] 以减少患者等待时间为目标，考虑了具有时间依赖的患者住院时间分布，为医院管理者安排医生排班提供了指导。但仿真优化通过试错的方式来提升解的质量，只能给出一定条件下的满意解，很多情况下不能确保解的最优性。

对于非稳态的急诊医疗服务系统，马尔可夫决策过程（Markov decision process，MDP）也是一种常用的建模方法，尤其是对于实时调度的场景，比如患者入院控制、预约患者调度等。Pan 等[48] 考虑患者不准时到达的情况，基于MDP 建模，获得最优的患者预约调度策略。Lee 等[49] 考虑时变的到达率和奖励函数，通过对进入医院的患者进行入院控制，在灾难发生时最大限度地减少非紧急患者对床位的低效占用。国内学者对于时变非稳态的医疗系统也有部分研究。例如，林罗丹等[50] 和杨琨等[24] 分别基于排队论和均匀化方法对非稳态急诊医疗系统的等待时间进行评估，并设计了启发式算法对急诊医生的周排班问题进行求解。

稀缺的医院床位资源的合理分配是一个复杂的问题，受到患者住院时间的不确定性、需求的波动、患者入院控制决策、患者的恢复状况和其他多种因素影响。通常，床位分配问题可能发生在重症监护室（ICU）、手术室、抢救室以及普通病房等多种环境下。ICU 由于成本高昂，因此其利用率尤其影响医院和整体收益以及患者的健康回报，其床位的分配问题被大量学者研究。ICU 的患者需求往往比较紧急，需要即时做出决策，因此 MDP 是一种常用的建模方法。

在 ICU 相关研究中，入院和出院都是常常被关注的决策变量，让患者提早出院一方面可以留出资源以容纳新入院的患者,但另一方面提早出院可能使患者病情恶化,因此需要做出权衡。Chan 等[51]研究在不确定的环境下,让患者提早出院的影响,通过研究大量的患者数据,提出了一种指数的出院策略,实现了 ICU 吞吐量的增长和病死率的降低。Li 等[52]建立了一个 MDP 模型,以在患者接收控制和提前出院决策之间取得平衡。Bai 等[53]同时考虑对到达的患者进行收治控制和对目前居住的患者进行需求驱动的早期出院控制,通过建立 MDP 模型,讨论了在管理 ICU 时健康回报和经济目标之间的权衡,实现了在几乎没有额外货币成本的情况下预期病死率的显著降低。Kim 等[54]综合量化的成本估计和未观察到的患者因素的影响,并通过仿真优化方法使得 ICU 收益得到大幅提升。

除了 ICU,一般的住院流程中的患者入院控制也受到大量学者关注。患者住院的入院控制包括多个方面,一类是针对自行到达的患者的控制研究,一类是针对择期入院患者的研究,也有相关研究将两者综合考虑。Hulshof 等[55]提出了一种用于制订资源分配和择期患者入院控制的混合整数线性规划模型,可应对多种资源、多个时间段和多类患者的场景,实现患者公平获得治疗的机会和治疗时间。Ayvaz 和 Huh[56]在考虑紧急患者和择期患者之间竞争入院的控制问题时,对最优配额策略进行了研究,并证明了其具有单调性。Dai 等[57]针对紧急和半紧急患者的动态入院控制问题,提出了一种配额策略,可以在获得需求信息之前决定最大日接纳量,并证明了在一定条件下,该策略等价于已知需求信息的最优策略。Tsai 等[58]用离散事件仿真研究了急诊科的占用率,并评估了通过调整每天的空床数量来控制急诊科床位占用率的效果。Bagust 等利用仿真模型评估需要立即入院的患者没有床位的风险,确定当平均床位占用率达到 90% 时,准备备用床位是必要的。Holm 等[59]建立了床位利用率的仿真模型和床位分配优化模型,实验表明优化后可有效减少拥挤。Rodrigues 等[60]为一家大型医院的住院部开发了一个仿真模型,以估计其对 2 级床位的需求,显示了 2 级床位相比 ICU 在改善患者流量和降低成本方面的优势。此外,在手术室等其他场景中,也涉及床位分配问题。Diamant 等[61]针对择期手术决策问题,通过近似动态规划求解,仿真显示算法结果使得患者吞吐量、医院收益、加班情况和员工利用率均得到显著改善。Lee 等[49]考虑时变的到达率和奖励函数,建立连续时间 MDP 模型,并通过状态离散化的方式求解取得系统性能的提升。Pan 等[62]研究了综合医院为两类患者优化分配床位资源的问题,采用有限期动态规划方法,推导出最佳预约限制策略,为早期低优先级患者和未来潜在的高优先级患者之间的资源分配策略提供指导。

国内学者在床位调度方面也有较多研究。周晓鸣等[63]考虑了有临时床位的床位调度问题,并在两阶段优化模型中整合了固定床位和临时床位,以提高床位的利用效率,并根据床位类别有区别地降低床位的成本和浪费。罗捷和陆雨薇[64]提出了一种新型的时间窗预约调度模型,发现该入院方案可在不损害病床利用率的前提下有效提高择期住院患者就医体验和满意度。吕鸣等[65]为肿瘤科化疗患者入院安排问题提出了一个混合整数规划模型,降低了患者的流失率。综合上述研究现状总结,床位分配的主要方法包括 MDP[49,57,66,67]、数学规划[65,68]、近似动态规划[61,69]和仿真优化[54,58]等,其中在动态调度方面 MDP 方法采用较多,但现有文献都有赖于经典 MDP 中固定决策时刻的设定,为此不得不对相关参数进行估计[57]或对决策进行延迟[49]。

本节不依赖于经典 MDP 的设定,结合均匀化方法实现了患者到达即决策,更加满足实时决策的需求。

3.3 床位资源运作管理框架

3.3.1 优化目标

为了合理地控制病床分配,准确地确定病床容量,优化目标主要包括两方面的权衡:不接收当前患者的损失和接收当前患者后后续患者无法接收的成本。此处的成本并非仅指经济收益,而是考虑了患者救治难度、患者转院风险、医院经济收益以及社会责任等因素的综合性指标。

3.3.2 影响因素

病床资源调度优化的问题往往受多种因素的影响,这些因素主要有:可利用的床位数量、患者的到达、服务规则、患者到达等级、占用病床的时间分布等。

3.3.2.1　病床数量

根据病房内部的配置、科室的要求等因素,医院的病房一般具有针对性,即不同科室的患者有相应的该科室针对的病房。主床位就是指该科室所指定病房里的床位资源,非主床位是与主床位相对应的,这是建立在医院的床位资源是可以共享的前提下。因此,医院可以使用的病床数量存在上限。

3.3.2.2　患者到达

患者所属的医疗专业、患者的数量以及到达时间等也是病床资源调度分配的重要影响因素。

3.3.2.3　服务规则

采用合作医院的基本收治规则。即当系统有床位空闲时,若危重患者到达,则必须本着应收尽收的原则加以接收,分配床位;若非危重患者到达,则可以接收,也可以拒绝接收。当床位已满时,就不再接收任何患者。

3.3.2.4　患者等级

根据患者的等级区分可以有效地帮助分配病床。

3.3.2.5　占用病床的时间分布

由于不同患者的住院时长分布不同,需要综合考虑患者等级和住院时长。

3.4　床位资源优化主要问题

急诊抢救室的调度主要是针对床位资源的不足,为避免患者病情恶化和系统拥堵,考虑到患者的危急程度差异,对不同级别的患者进行差异性接收。此外,考虑到非危重患者和危重患者到达的非稳态和随机性以及服务时间的随机性,确定性模型无法描述这个医疗系统。为了建立一个有效、方便的数学模型进行理论分析,在假设到达事件和服务时间无记忆性的情况下,建立了一个患者入院控制的 MDP 模型,并基于均匀化方法对该模型进行了扩展,实现了一个逐时的实时决策过程。

3.4.1　问题描述与模型建立

本节聚焦急诊抢救室床位资源,研究如何通过科学的手段,将有限的床位分配给不同等级的患者,即当患者到达抢救室时,按照何种策略决定是否接收该患者,以提高对患者的服务水平并提升医院的综合收益。针对急诊抢救室入院控制问题,本节根据合作医院的调研情况和实际数据做出以下几点假设。

(1)急诊室床位总数为 N,每个床位可视为此服务系统中的"服务台"。

(2)患者实际病情复杂多变,根据 2022 年发布的《急诊患者分级分诊规范》,急诊患者可分为 4 个等级,其中需进入抢救室抢救的患者可分为两个严重等级,本章称为危重患者和非危重患者。

(3)两类患者到达速率的时变性质,参考现有文献[70],将一个较长决策期等分为 T 个时段,每个时段长度为 Δ。例如,合作医院的数据中 $T=24,\Delta$ 为 1 h。

(4)根据合作医院实际数据统计拟合以及相关文献的分析结果,设定每个时段内每类患者的到达数服从泊松分布,到达率在不同时段变化。危重患者和非危重患者在时段 $t(t=1,2,\cdots,T)$ 内的到达速率参数分别为 λ_t^0 和 λ_t^1(人/h)。

(5)根据合作医院提供数据统计拟合[71],设定两类患者的医疗服务时间即其占用床位的时间,分别服从给定参数为 μ^0 和 μ^1(人/h)的指数分布。

(6)假设接收患者会产生确定的正收益,拒绝患者则会产生相应的负收益。接收一位危重患者和非危重患者的收益分别为 r^0 和 r^1;拒绝一位危重患者和非危重患者的损失分别为 p^0 和 p^1。

本节寻找科学的策略集合,使得时变需求下患者的入院控制问题最优。即求解每个时段的患者入院控制策略,在每个时段内使用对应的最优策略,以实现一个较长时域内(例如 24 h)总收益最大化。由于在一个时段内患者随机连续到达,患者每次到达需要实时决策,这造成在本问题中一个时段内虽然策略是确定的,但是决策的时间点和次数不确定。同时,本节放弃了类似研究常用的"时间槽"概念,设定患者的到达是随机且速率时变的,每次到达实时决策,这样的设定更加符合实际情况也更加具有挑战性。

以上决策问题可以通过有限期无折扣的 MDP 模型来描述。本节建立的 MDP 模型主要包括 4 个元素,即系统状态、决策集合、状态转移概率和收益评估。

3.4.1.1　系统状态

定义系统状态为 $s = (n_h, n_1, h)$，n_h、n_1 分别表示当前系统中危重患者和非危重患者数量；h 指示系统当前事件性质，取值 0、1、2 分别表示"危重患者到达""非危重患者到达""无患者到达"，其中"无患者到达"包括"患者出院"和"系统自转移"（系统自转移见后定义）两类事件。考虑到系统人数不超过 N 个，因此状态总数为

$$M = 3\sum_{i=0}^{N}(N - i + 1) = \frac{3}{2}(N + 1)(N + 2) \tag{3-1}$$

3.4.1.2　决策集合

本节考虑患者到达时的决策包括"接收"和"拒绝"。根据本章假设，在某些状态下，其对应决策集只有一个决策。如床位占满时，只能拒绝患者；有空床且危重患者到达时，只能接收。需要指出，无患者到达时，无须进行决策，即定义为"空决策"，不产生收益或损失。综上，定义决策集为 $A = \{0,1,2\}$，其中 0 表示"拒绝患者"，1 表示"接收患者"，2 表示"空决策"。若一个时段 t 内各个状态对应的决策均确定，则称该时段策略 π_t 确定，任意状态 s 对应决策 $a_t(s)$ 可由该策略给出，即对任意 s 有 $a_t(s) = \pi_t(s)$。

3.4.1.3　状态转移概率

相关 MDP 文献一般是将决策期划分为多个等长的时间槽，假设事件发生的时间间隔是离散随机，即为时间槽的整倍数，从而将模型简化为决策时刻和系统状态转移均只发生在每个时间槽端点[49,57]。但由于本研究中患者到达时间和服务时间均为连续随机变量且需要实时决策，所以本节使用均匀化方法（uniformization method）将系统事件发生时间离散化。对于一个连续时间马尔可夫链，令 γ 表示其最大转移速率，则系统在时段 t 内发生事件数量 $U(t)$ 服从参数为 $\gamma\Delta$ 的泊松分布。例如，发生事件数量为 n 的概率为

$$P(U(t) = n) = e^{-\gamma\Delta}\frac{(\gamma\Delta)^n}{n!} \tag{3-2}$$

那么，若系统当前状态为 s_i，发生一次事件后转移到 s_j 的概率为

$$p_{ij} = \begin{cases} v_{ij}/\gamma, & s_i \neq s_j \\ 1 - \sum_{i \neq j} v_{ij}/\gamma, & s_i = s_j \end{cases} \tag{3-3}$$

式中：v_{ij} 为系统从状态 s_i 到状态 s_j 的转移速率。当 $s_i = s_j$ 时，表示状态不发生改变，即系统自转移。

针对本节研究的系统，其最大转移速率 γ 可定义为

$$\gamma = \max_{1 \leqslant t \leqslant T} \{\lambda_t^0 + \lambda_t^1 + N \max\{\mu^0, \mu^1\}\} \tag{3-4}$$

假设转移前系统状态为 $s = (n_h, n_1, h)$，采用的决策为 $a \in A$；决策后的瞬时状态为 s^a；转移后状态为 $s' = (n_h', n_1', h')$。则系统在时段 t 状态转移概率 $p_t(s' \mid s, a)$ 可讨论如下。

场景 1   危重患者到达且接收，即 $h = 0$, $a = 1$。

该决策的条件为 $n_h + n_1 < N$。接收患者后，$s^a = (n_h + 1, n_1, 2)$。接收后，可能发生的随机事件如下：

1）患者到达

转移后状态为 $s' = (n_h + 1, n_1, h')$，根据到达的患者类型决定 h' 取值为 0 或 1，相应的转移概率分别为 λ_t^0/γ 和 λ_t^1/γ。

2）患者出院

若危重患者出院，转移后状态为 $s' = (n_h, n_1, 2)$，转移概率为 $(n_h + 1)\mu^0/\gamma$；若非危重患者出院，转移后状态为 $s' = (n_h + 1, n_1 - 1, 2)$，转移概率为 $n_1\mu^1/\gamma$。

3）自转移

状态保持不变，即 $s' = s^a$，转移概率为 $1 - (\lambda_t^0 + \lambda_t^1 + (n_h + 1)\mu^0 + n_1\mu^1)/\gamma$。

综上，该场景下状态转移概率可由下式表示：

$$p_t(s' \mid s, a) = \begin{cases} \lambda_t^{h'}/\gamma, & n_h' = n_h + 1, n_1' = n_1, h' \in \{0, 1\} \\ (n_h + 1)\mu^0/\gamma, & n_h' = n_h, n_1' = n_1, h' = 2 \\ n_1\mu^1/\gamma, & n_h' = n_h + 1, n_1' = n_1 - 1, h' = 2 \\ 1 - (\lambda_t^0 + \lambda_t^1 + (n_h + 1)\mu^0 + n_1\mu^1)/\gamma, & n_h' = n_h + 1, n_1' = n_1, h' = 2 \end{cases}$$

$$\tag{3-5}$$

场景 2   非危重患者到达且接收，即 $h = 1$, $a = 1$。

该决策的条件为 $n_h + n_1 < N$。接收患者后，$s^a = (n_h, n_1 + 1, 2)$。接收

后,同上分析可得该条件下的状态转移概率为:

$$
p_t(s' \mid s, a) = \begin{cases} \lambda_t^{h'}/\gamma, & n_h' = n_h, \ n_1' = n_1 + 1, \ h' \in \{0, 1\} \\ n_h \mu^0/\gamma, & n_h' = n_h - 1, \ n_1' = n_1 + 1, \ h' = 2 \\ (n_1 + 1)\mu^1/\gamma, & n_h' = n_h, \ n_1' = n_1, \ h' = 2 \\ 1 - (\lambda_t^0 + \lambda_t^1 + n_h \mu^0 + (n_1 + 1)\mu^1)/\gamma, & n_h' = n_h, \ n_1' = n_1 + 1, \ h' = 2 \end{cases}
$$

$$(3-6)$$

场景 3　患者到达,决策为拒绝或无患者到达,即 $a=0$ 或 $h=2$。

对于危重患者到达,该决策的条件为 $n_h + n_1 = N$;对非危重患者,决策条件为 $n_h + n_1 \leqslant N$;无患者到达时,采取空决策。决策后状态均为 $s^a = (n_h, n_1, 2)$。拒绝后,同上分析可得该条件下的状态转移概率为:

$$
p_t(s' \mid s, a) = \begin{cases} \lambda_t^{h'}/\gamma, & n_h' = n_h, \ n_1' = n_1, \ h' \in \{0, 1\} \\ n_h \mu^0/\gamma, & n_h' = n_h - 1, \ n_1' = n_1, \ h' = 2 \\ n_1 \mu^1/\gamma, & n_h' = n_h, \ n_1' = n_1 - 1, \ h' = 2 \\ 1 - (\lambda_t^0 + \lambda_t^1 + n_h \mu^0 + n_1 \mu^1)/\gamma, & n_h' = n_h, \ n_1' = n_1, \ h' = 2 \end{cases}
$$

$$(3-7)$$

场景 4　对其他未讨论情况,有 $p_t(s' \mid s, a) = 0$。

以上为发生一次事件时的单步状态转移,而当时段 t 内策略 π_t 确定,即每个状态 s 对应的决策 a 由之确定,场景 4 的单步状态转移可表示为二维状态转移矩阵 P_t;给定 t 时段初状态分布(即处于各状态的概率)$\omega_t = [\omega_{t,1} \ \omega_{t,2} \ \cdots \ \omega_{t,M}]$ 后,若该时段发生事件数为 n,则时段末状态分布为 $\omega_t (P_t)^n$,而根据均匀化方法,发生事件数服从泊松分布,由此可利用函数 $D_t(\omega_t, \pi_t)$ 计算 t 时段末的系统状态如下:

$$
\omega_{t+1} = D_t(\omega_t, \pi_t) = \omega_t \sum_{n=0}^{\infty} (P_t)^n \times e^{-\gamma\Delta} \frac{(\gamma\Delta)^n}{n!} \tag{3-8}
$$

在 ω_{t+1} 中,状态 s_i 对应的概率 $\omega_{t+1, i}$ 记为 $Q_t(s_i \mid \omega_t, \pi_t)$,即时段状态转移概率,表示 t 时段初系统状态分布为 ω_t,采用策略 π_t,$t+1$ 时段初处于状态 s_i 的概率。由于当事件数 n 较大时,其发生概率 $e^{-\gamma\Delta}(\gamma\Delta)^n/n!$ 接近 0,在

数值实验中将其截断,给定事件数上限 U_{max},从而只对 $n \in [0, U_{max}]$ 求和即可,下文类似。

此处引入状态分布是必要的,一方面是均匀化方法的需要;另一方面,本节目标为求解每个时段的患者入院控制策略,即该时段每个状态的最优行动。经典的 MDP 仅需要分别确定每个状态的最优行动,不需要同时考虑其他状态。然而在本节场景下,时段内决策次数不确定,在时段内可能转移到其他任何状态。如果分别从每个状态出发计算策略,则可能在不同的状态下得到不同的策略,这与本节的要求冲突。因此,需要在时段开始设定状态的分布,利用分布计算并得到时段的唯一最优策略。

3.4.1.4　收益评估

经典 MDP 模型为每个决策时刻确定最优策略,不同决策时刻策略往往不同。本节是为每个时段确定最优策略,即本时段内每当患者到达抢救室,均采用此策略决策,最终实现决策期(T 个时段)内总的收益最大化。由于每个时段内的决策时刻和决策次数是不确定的,因此本节在决策时所考虑的收益也区别于经典 MDP。经典 MDP 考虑一次决策后获得的"单步收益",而本节需要考虑一个时段内"多次决策的总收益",通过均匀化方法进行收益评估。

首先考虑单步收益,即在某一状态下做一次决策所能获得的收益。对于同类型患者,接收或拒绝的收益是确定而唯一的。若时段 t 状态 $s = (n_h, n_l, h)$ 采取的决策为 a,则一次决策后的单步收益可以记为:

$$c_{t,s} = \begin{cases} r^h a + p^h (1-a), & h = 0 \text{ 或 } 1 \\ 0, & h = 2 \end{cases} \tag{3-9}$$

文献中一般是将决策期划分为多个固定长度的时间槽,假设事件的决策时刻均在时间槽端点,进而最大化逐点的收益之和[49]。在本节研究的场景下,系统事件发生的时间间隔是连续随机的,不一定为时间槽的倍数,因此需要对收益评估做出调整。给定 t 时段初状态分布 $\boldsymbol{\omega}_t$,当该时段策略 π_t 确定,单步状态转移矩阵 $\boldsymbol{P}_t$ 确定,由式(3-9)可知,每个状态在决策后能够获得的单步收益也随之确定,记为向量 $\boldsymbol{c}_t = [c_{t,1}\ c_{t,2} \cdots c_{t,M}]^T$。若时段 t 内系统未发生转移,则收益为 0;否则,系统发生第 $i(i>0)$ 次转移后的收益可表示为 $\boldsymbol{\omega}_t (\boldsymbol{P}_t)^{i-1} \boldsymbol{c}_t$,则根据均匀化,时段 t 内的总收益 R_t 可通过函数 $R_t(\boldsymbol{\omega}_t, \pi_t)$ 计算如下：

$$R_t = R_t(\boldsymbol{\omega}_t, \pi_t) = \boldsymbol{\omega}_t \sum_{n=1}^{\infty} \sum_{i=0}^{n-1} (\boldsymbol{P}_t)^i \boldsymbol{c}_t \times e^{-\gamma\Delta} \frac{(\gamma\Delta)^n}{n!} \qquad (3-10)$$

3.4.1.5　经典有限期 MDP 模型对比分析

以上构建的 MDP 模型与经典有限期 MDP 患者准入控制模型存在显著区别：

（1）经典 MDP 模型存在确定的决策时刻。本模型的决策时刻为患者随机到达的时刻，更加满足实时决策的需要。

（2）经典 MDP 考虑相邻决策时刻之间的单步状态转移。本模型考虑逐时段之间的状态转移，且是基于均匀化计算状态分布之间的转移。

（3）经典 MDP 通过对每个决策时刻收益累加计算总收益，本模型则通过均匀化累加每个时段收益来计算总收益。

（4）经典 MDP 模型通过确定每个决策时刻的策略来最优化目标，本模型则通过确定每个时段的统一策略来优化系统。

3.4.2　算法设计与求解

首先，从经典有限期 MDP 的 Bellman 最优性方程引入本章计算方法。

$$V_t(s) = \max_{a \in A} \left\{ C_t(s, a) + \sum_{i=1}^{M} p_t(s_i \mid s, a) V_{t+1}(s_i) \right\}, \forall s \qquad (3-11)$$

由式（3-11）可知，最大化状态价值需要综合考虑当前单步收益 $C_t(s, a)$ 和未来期望收益，当前状态和未来状态通过状态转移概率 $p_t(s' \mid s, a)$ 联系。其中 $V_t(s)$ 表示决策时刻 t 状态 s 的最优价值，即在 t 时刻从状态 s 出发，按最优策略决策，直到决策期结束时所能获得的总收益。

本节对状态最优价值做出扩展。需要注意的是，本节中 t 不表示第 t 个决策时刻，而表示第 t 个时段。令 $V_t(\boldsymbol{\omega}_t)$ 表示 t 时段初状态分布 $\boldsymbol{\omega}_t$ 的最优价值，即在 t 时段初从状态分布 $\boldsymbol{\omega}_t$ 出发，按最优策略 π_t^* 决策，直到决策期结束时所能获得的总收益。特别说明，$V_t(s)$ 表示在 t 时段初从状态 s 出发，按实际状态分布 $\boldsymbol{\omega}_t$ 确定的最优策略 π_t^* 决策，直到决策期结束时所能获得的总收益。$V_t(\boldsymbol{\omega}_t)$ 和 $V_t(s)$ 存在下述关系：

$$V_t(\boldsymbol{\omega}_t) = \boldsymbol{\omega}_t \cdot \begin{bmatrix} V_t(s_1) \\ V_t(s_2) \\ \vdots \\ V_t(s_M) \end{bmatrix} \tag{3-12}$$

其证明是显然的：由式(3-8)和式(3-10)可知，当最优策略 π_t^* 确定后，时段状态转移和时段收益评估都是对初始状态分布的线性变换。因此，状态分布价值也就为各状态价值的线性组合，其权重恰为分布中各状态的概率。

根据状态价值定义以及式(3-12)，本章提出 Bellman 最优性方程如下式所示：

$$V_t(\boldsymbol{\omega}_t) = \max_{\pi_t} \{ R_t(\boldsymbol{\omega}_t, \pi_t) + V_{t+1}(D_t(\boldsymbol{\omega}_t, \pi_t)) \}$$

$$\tag{3-13}$$

$$= \max_{\pi_t} \{ R_t(\boldsymbol{\omega}_t, \pi_t) + \sum_{i=1}^{M} Q_t(s_i \mid \boldsymbol{\omega}_t, \pi_t) V_{t+1}(s_i) \}$$

需要注意的是，经典 Bellman 方程式(3-11)中是分别对每个状态做出最优决策。但是本章 Bellman 方程式(3-13)考虑逐时段的递推关系，一个时段内可能会发生多次状态转移。根据式(3-10)，要得到整个时段的总收益，须确定该时段完整的策略。因此，不能分别求每个状态的最优决策，而是针对时段初状态分布，直接确定时段内最优策略。

为最大化决策期的总收益，本章基于 Bellman 最优性方程式(3-13)设计了双向迭代算法，确定每个时段的最优策略，即得到包含 T 个策略的策略集合。由于该算法复杂度较高，无法应对大规模问题，本节进一步提出逐时段策略迭代算法。另外，为便于实际应用，设计了双向阈值迭代算法来求解最优阈值策略。

3.4.2.1   双向迭代算法

由式(3-8)可知，给定决策期初始状态分布 $\boldsymbol{\omega}_1$，若各个时段策略确定，则之后各个时段初的状态分布 $\boldsymbol{\omega}_t(t = 2, 3, \cdots, T)$ 均可确定；再由式(3-13)结合 $V_t(s)$ 定义，可从时段 T 向时段 1 方向依次计算各时段各个状态的价值 $V_t(s)(t = T, T-1, \cdots, 1)$。经典有限期 MDP 采用基于 Bellman 方程的逆向迭代求解，但基于本章的 Bellman 方程式(3-13)无法实现这样的求解过程,其原因在于未知上一时段初的状态分布 $\boldsymbol{\omega}_t$,从而无法评估时段内的收益 R_t 和时段状态转移概率 $Q_t(s_i \mid \boldsymbol{\omega}_t, \pi_t)$;同时,若采用正向求解,也会遇到未知下一时段初状态价值的困难。因此,本节设计双向迭代算法求解每个时段的最优策略,其中正向寻优以时段 1 为起点,基于逆向寻优得到的各时段状态价值向后逐时段寻找最优策略,并更新各时段的状态分布(见图 3-1);逆向寻优以时段 T 为起点,基于正向寻优得到的各时段的状态分布向前逐时段寻找最优策略,并更新各时段的状态价值(见图 3-2),这个过程称为一轮双向迭代。当相邻迭代中正向寻优所得策略不变时,算法收敛。

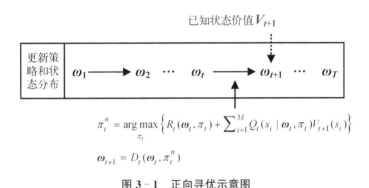

图 3-1　正向寻优示意图

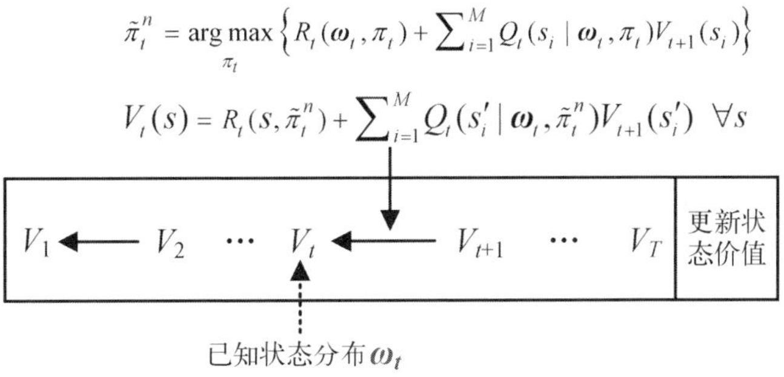

$$\tilde{\pi}_t^n = \arg\max_{\pi_t}\left\{R_t(\boldsymbol{\omega}_t, \pi_t) + \sum_{i=1}^{M} Q_t(s_i \mid \boldsymbol{\omega}_t, \pi_t)V_{t+1}(s_i)\right\}$$

$$V_t(s) = R_t(s, \tilde{\pi}_t^n) + \sum_{i=1}^{M} Q_t(s_i' \mid \boldsymbol{\omega}_t, \tilde{\pi}_t^n)V_{t+1}(s_i') \quad \forall s$$

$$V_1 \leftarrow V_2 \cdots V_t \leftarrow V_{t+1} \cdots V_T \quad \text{更新状态价值}$$

已知状态分布 $\boldsymbol{\omega}_t$

图 3-2　逆向寻优示意图

双向迭代算法步骤如算法 1 所示。其中,$R_t(s, \pi_t)$ 中 s 对应 $\boldsymbol{\omega}_t$ 的一个特例,表示处于状态 s 的概率为 1,处于其他状态的概率为 0;与之对应,$Q_t(s' \mid s, \pi_t)$ 是 $Q_t(s' \mid \boldsymbol{\omega}_t, \pi_t)$ 的特例。

输入： 初始状态分布 $\boldsymbol{\omega}_1$

输出： 各时段策略

1：　**function** TwoWayIteration $(\boldsymbol{\omega}_1)$

2：　　$V_t(s) = 0 \quad \forall\, t,\, s$

3：　　迭代编号 $it = 0$

4：　　**while** $it < 2$ 或 $(\pi_t^{it} \neq \pi_t^{it-1},\ \forall\, t)$ **do**

5：　　　$it = it + 1$

6：　　　**for** $t = 1$ to T **do**　　　　　　　　　　　　　　　　　▷ 正向寻优

7：　　　　$\pi_t^{it} = \arg\max\limits_{\pi_t}\big\{ R_t(\boldsymbol{\omega}_t,\ \pi_t) + \sum_{i=1}^{M} Q_t(s_i \mid \boldsymbol{\omega}_t,\ \pi_t) V_{t+1}(s_i) \big\}$

8：　　　　$\boldsymbol{\omega}_{t+1} = D_t(\boldsymbol{\omega}_t,\ \pi_t^{it})$

9：　　　**end for**

10：　　　**for** $t = T$ to 1 **do**　　　　　　　　　　　　　　　　　▷ 逆向寻优

11：　　　　$\tilde{\pi}_t^{it} = \arg\max\limits_{\pi_t}\big\{ R_t(\boldsymbol{\omega}_t,\ \pi_t) + \sum_{i=1}^{M} Q_t(s_i \mid \boldsymbol{\omega}_t,\ \pi_t) V_{t+1}(s_i) \big\}$

12：　　　　$V_t(s) = R_t(s,\ \tilde{\pi}_t^{it}) + \sum_{i=1}^{M} Q_t(s_i' \mid s,\ \tilde{\pi}_t^{it}) V_{t+1}(s_i') \quad \forall\, s$

13：　　　**end for**

14：　　**end while**

15：　　**return** $\pi^{it} = \{\pi_1^{it},\ \pi_2^{it},\ \cdots,\ \pi_T^{it}\}$

16：**end function**

算法 3 - 1　双向迭代算法

数值实验验证了该算法在小规模数据上的最优性。需要注意的是，在所有状态中，危重患者到达或无患者到达时，决策是确定的。只有当非危重患者到达时，可能的决策有两种，可得到每个时段内不同的策略共有 $2^{M/3}$ 种，与状态总数 M 呈指数关系。由于在算法 3 - 1 步骤 7 和步骤 11 中直接遍历所有策略，显然该算法难以应用到大规模抢救室入院控制问题。

3.4.2.2　逐时段策略迭代算法

为求解大规模问题进一步提出"逐时段策略迭代算法"，求解近似最优策略。该算法从时段 T 向时段 1 依次寻优，对每个时段采取策略迭代算法，先随机选取一个策略，如先到先服务策略，再逐状态改进当前策略，直到相邻迭代所得策略不变，则该时段迭代过程结束；然后继续对前一个时段进行策略迭代，直到所有时段策略确定。数值实验显示，每个时段一般不超过 4 轮迭代策略即确定，而每轮迭代需评估的策略数仅为 $2^{M/3}$，求解效率大幅提升。

逐时段策略迭代算法具体步骤如算法 3-2 所示。其中，π_t^n 表示 t 时段第 n 次迭代所得策略；$Q_t(s' \mid \pi_t^n, s, a)$ 表示设定策略 π_t^n 中状态 s 对应决策为 a，t 时段从状态 s 到状态 s' 的转移概率；$R_t(\pi_t^n, s, a)$ 表示设定策略 π_t^n 中状态 s 对应决策为 a，t 时段初从状态 s 出发，得到的总收益。

输入：初始策略 π^{st}（如 FCFS）

输出：各时段策略

1：　**function** PERIODBYPERIODPOLICYITERATION(π^{st})

2：　　$V_{T+1}(s) = 0 \quad \forall s$

3：　　**for** $t = T$ to 1 **do**

4：　　　迭代编号 $it = 0$

5：　　　$\pi_t^{it} = \pi_t^{st}$

6：　　　**while** $it = 0$ 或 $\pi_t^{it} \neq \pi_t^{it-1}$ **do**

7：　　　　$\pi_t^{it+1}(s) = \arg\max_{a \in A}\left\{ R_t(\pi_t^{it}, s, a) + \sum_{i=1}^{M} Q_t(s_i' \mid \pi_t^{it}, s, a)V_{t+1}(s_i') \right\} \quad \forall s$

8：　　　　$it = it + 1$

9：　　　**end while**

10：　　$\pi_t^* = \pi_t^{it}$

11：　　　$V_t(s) = R_t(s, \pi_t^{it}) + \sum_{i=1}^{M} Q_t(s_i' \mid s, \pi_t^{it})V_{t+1}(s_i') \quad \forall s$

12：　　**end for**

13：　**return** $\pi^* = \{\pi_1^*, \pi_2^*, \cdots, \pi_T^*\}$

14：**end function**

算法 3-2　逐时段策略迭代算法

3.4.2.3　双向阈值迭代算法

考虑到抢救室入院控制实际应用时的便利性，本节设计阈值策略。阈值策略即为每个时段提供一个阈值，基于该阈值可确定该时段内的唯一策略。本节考虑两种阈值策略，空闲床位阈值策略和非危重患者阈值策略。

1）空闲床位阈值策略

该策略基于系统中空闲床位的数量来决定是否接收非危重患者：当空闲床位数量大于某一阈值 τ 时，接收非危重患者；否则不接收非危重患者。

2）非危重患者阈值策略

该策略基于系统中已有非危重患者的数量来决定是否接收非危重患者：

当已有非危重患者的数量小于某一阈值 τ 时，接收非危重患者；否则不接收非危重患者。

　　阈值策略可采用上文双向迭代框架求解，本节称为双向阈值迭代算法。相比于双向迭代算法，只需将对策略的搜索调整为对阈值的遍历。双向迭代算法每个时段要遍历 $2^{M/3}$ 个策略，而由于阈值范围有限（$[0, N]$），每个时段只需要遍历 $N+1$ 个策略，因此决策空间大大缩小，可应用于较大规模场景。

　　双向阈值迭代算法具体步骤如算法 3-3 所示。其中，τ_t 表示 t 时段的阈值；$Q_t(s' \mid \boldsymbol{\omega}_t, \tau_t)$ 表示给定阈值策略 τ_t 后，由状态分布 $\boldsymbol{\omega}_t$ 转移到状态 s' 的概率；$R_t(\boldsymbol{\omega}_t, \tau_t)$ 表示从状态分布 $\boldsymbol{\omega}_t$ 出发，根据阈值策略 τ_t 得到 t 时段内的总期望收益；$D_t(\boldsymbol{\omega}_t, \tau_t)$ 表示从状态分布 $\boldsymbol{\omega}_t$ 出发，根据阈值策略 τ_t 得到 $t+1$ 时段初的状态分布 $\boldsymbol{\omega}_{t+1}$。

输入：初始状态分布 $\boldsymbol{\omega}_1$

输出：各时段阈值

1： **function** TwoWayThresholdIteration($\boldsymbol{\omega}_1$)

2：　　$V_t(s) = 0 \quad \forall t, s$

3：　　迭代编号 $it = 0$

4：　　**while** $n < 2$ 或 ($\tau_t^{it} \neq \tau_t^{it-1}, \forall t$) **do**

5：　　　　$it = it + 1$

6：　　　　**for** $t = 1$ to T **do** ▷ 正向寻优

7：　　　　　　$\tau_t^{it} = \underset{\tau \in [0, N]}{\arg\max} \left\{ R_t(\boldsymbol{\omega}_t, \tau) + \sum_{i=1}^{M} Q_t(s_i \mid \boldsymbol{\omega}_t, \tau) V_{t+1}(s_i) \right\}$

8：　　　　　　$\boldsymbol{\omega}_{t+1} = D_t(\boldsymbol{\omega}_t, \tau_t^{it})$

9：　　　　**end for**

10：　　　**for** $t = T$ to 1 **do** ▷ 逆向寻优

11：　　　　　$\tilde{\tau}_t^{it} = \underset{\tau \in [0, N]}{\arg\max} \left\{ R_t(\boldsymbol{\omega}_t, \tau) + \sum_{i=1}^{M} Q_t(s_i \mid \boldsymbol{\omega}_t, \tau) V_{t+1}(s_i) \right\}$

12：　　　　　$V_t(s) = R_t(s, \tilde{\tau}_t^{it}) + \sum_{i=1}^{M} Q_t(s_i' \mid s, \tilde{\tau}_t^{it}) V_{t+1}(s_i') \quad \forall s$

13：　　　**end for**

14：　　**end while**

15：　　**return** $\tau^{it} = \{\tau_1^{it}, \tau_2^{it}, \cdots, \tau_T^{it}\}$

16： **end function**

算法 3-3　双向阈值迭代算法

3.5　急诊病床管理优化案例

3.5.1　案例背景

本节使用华东地区某三甲医院急诊科的实际运行数据,首先利用处理后的小规模数据对双向迭代算法的最优性加以验证,再基于医院真实数据对比分析各个算法的实际性能,最后对床位数量进行灵敏度分析,为抢救室入院提供易于执行的控制策略和床位数量安排指导意见。为使用均匀化方法,本节截断了式(3-8)和式(3-10)中无限事件数,设每个时段内最多发生事件数为 $U_{max} = 50$,且通过实验验证了此设定可保证均匀化精度。

3.5.2　优化策略

由于双向迭代算法复杂度很高,难以应对实际场景带来的大规模准入控制问题,利用逐时段策略迭代算法求解近似最优策略,并从易于实施的角度,采用双向阈值迭代算法求解两种阈值策略。本节以先到先服务原则为基准策略,记为 K0,分别与近似最优策略(记为 K1)以及两种阈值策略(记空闲床位阈值策略为 K2,非危重患者阈值策略为 K3)进行对比,每种策略均由仿真进行系统的性能评估,得到总收益和患者接收率指标。采用急诊部提供的实际运行数据,考虑长度为一天 24 小时的决策期,床位数目、服务速率等参数如表 3-1 所示。

表 3-1　对比实验参数

参　数	取　值	参　数	取　值
N	30	(μ^0, μ^1)	(0.1, 0.333)
T	24	(r^0, r^1)	(20, 3)
Δ	1 h	(p^0, p^1)	(−30, −1)

3.5.3　应用效果

四种策略收益及效率的对比结果如表 3-2 所示,表中显示均匀化评估所得收益、仿真评估所得收益(仿真 10^5 d)、算法求得的策略相比 K0 的收益提升("收益提升"列)以及算法运行时间(取算法运行 5 次的平均时间)。结果显示在各策略下,均匀化评估结果和仿真结果都十分接近,误差不超过 0.03%,验证了均匀化方法的评估精度。不同的策略下收益表现有显著差异,K1 取得了最高收益,相比 K0 提升 6.96%;K2 与 K1 表现非常接近,差距不足 1‰;K3 相比 K0 提升了 3.3%,表现不如 K2 策略。但从效率上看,K2 和 K3 策略由于搜索空间较小,其求解效率远优于 K1 策略。综合来看,K2 的求解结果和效率更具优越性。

表 3-2   各策略收益及效率对比

策略	均匀化评估总收益	仿真评估总收益	收益提升/%	算法运行时间/s
K0	1 023.18	1 023.38	—	—
K1	1 094.26	1 094.58	6.96	15 481
K2	1 093.97	1 094.14	6.91	706
K3	1 057.48	1 057.16	3.30	691

除了总收益外,患者接收率也是抢救室关注的重点指标,尤其是危重患者的接收率。本章通过仿真统计三项患者接收率,分别为总接收率(即不区分患者类型的接收率,记为 R)、危重患者接收率(记为 R_0)和非危重患者接收率(记为 R_1)。各时段平均接收率结果如表 3-3 所示。相比于基准策略,本节优化后的三种策略表现有所差异,虽然均提高了危重患者的平均接收率,但导致非危重患者的平均接收率有不同程度的降低。K1 和 K2 策略使危重患者的平均接收率由 95.6% 提升到 99.1%,提高了对危重患者的服务水平,且使非危重患者的平均接收率保持在 84% 以上。K3 策略尽管也使危重患者的平均接收率提高到 98.1%,但非危重患者的平均接收率降低较多,不足 80%。由此可见,即使在相同的参数下,采取不同的策略,对患者接收率仍有较大影响。本节提出的 K1、K2 策略在保证总体接收率合理的情况下,因更大限度地提高了危重患者的接收率而具有优势。

表 3-3   各策略平均患者接收率对比

策略	K0			K1			K2			K3		
	R	R_0	R_1	R	R_0	R_1	R	R_0	R_1	R	R_0	R_1
接收率	0.956	0.956	0.956	0.912	0.991	0.842	0.913	0.991	0.845	0.886	0.981	0.798

由于抢救室重点关注危重患者,重点针对每个时段的危重接收率进行分析,如图 3 - 3 所示。基准策略 K0 在不同时段波动很大,整体接收率低,难以实现应收尽收原则。K1 策略有 19 个时段的接收率在 98% 以上,K2 策略也有 17 个时段的接收率在 98% 以上,验证了 K2 阈值策略的性能优势。且注意到 K1 和 K2 策略在 24 个时段中接收率波动较小,服务水平稳定。K3 策略相比 K0 有所提升,但有 13 个时段的接收率在 98% 以下,难以达到医院要求。整体来看,本节求解所得三种策略相比基准策略都有较大提升,其中 K3 提升较少,而 K1 和 K2 提升显著,尤其是 K2 阈值策略,既有性能优势又易于实施,有明显优势。

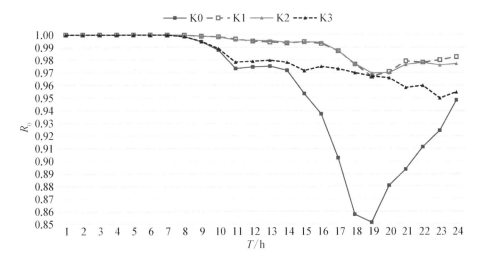

图 3 - 3　各策略逐时段危重患者接收率

3.5.4　床位数量灵敏度分析

显然,床位数量越多,医院就可以接收更多的患者,达到更高的接收率。但是抢救室床位资源成本高昂,医护资源也有限,并不能无限扩增床位。因此,本节对床位数量进行敏感度分析,讨论不同数量的床位对危重患者接收率及总收益的影响。

除床位数量外,本节采用参数均与 3 - 2 节相同。因 K2 策略结果与 K1 策略接近,且更具实际应用意义,本节采用 K2 策略进行分析,讨论在该策略下床位数量的影响。考虑 $N \in [25, 35]$ 的变化区间,总收益变化如表 3 - 4 所示。由表 3 - 4 可以看出,床位增加带来收益增加,但增长速度越来越慢,即增加床位的边际收益越来越少。

表 3-4 不同床位数量下收益变化

N	均匀化评估总收益	相比 N−1 的增长率
25	980.51	—
26	1 010.43	3.05%
27	1 036.23	2.55%
28	1 058.45	2.14%
29	1 077.68	1.82%
30	1 093.97	1.51%
31	1 107.6	1.25%
32	1 118.95	1.02%
33	1 128.31	0.84%
34	1 135.9	0.67%
35	1 142.01	0.54%

除了总收益外,抢救室还关注一天内危重患者的平均接收率 R_0 随床位数量的变化。图 3-4 显示,随着床位数量的增长,危重患者的平均接收率持续增长,但增长率逐渐放缓,直到床位数增加到 30 张时,平均接收率达到抢救室目标值 $R^* = 99\%$。基于在合作医院调研得到的床位成本,当床位数 > 30 张时,增加的总收益低于床位增加成本。因此,在保证危重患者平均接收率达到目标接收率的条件下,较为合理的床位数为 30 张,此时既能满足危重患者服务水平的要求,又控制了总投入成本。

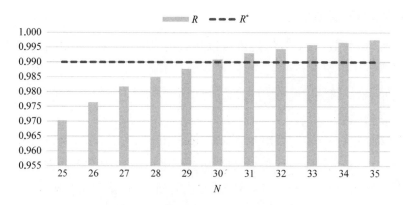

图 3-4 不同床位数量下接收率的变化

3.5.5　案例总结

针对急诊抢救室床位资源紧张的问题，提出根据患者病情严重及紧急程度选择性收治患者。建立了 MDP 模型，考虑到达率的高度时变特性，使用均匀化方法逐时段进行离散化并求解每个时段内的最优策略。提出了求解最优策略的双向迭代算法和求解近似最优策略的逐时段策略迭代算法，实现了在较大规模数据和较长决策期场景下的应用。为了实际场景中的易于实施，进一步设计了双向阈值迭代算法，高效地为大规模实际场景求解得到简单且有效的阈值策略。数值实验验证了双向迭代算法在小规模数据上的最优性，验证了近似最优策略以及两种阈值策略的效果，所提出的阈值策略性能与近似最优策略接近且易于实施，可以为抢救室床位管理提供有效指导。本研究方法虽可以对时变且随机患者需求等复杂条件的准入问题进行决策，但也存在一些局限。首先，受限于迭代算法复杂度较高，难以应用于大规模问题，拟进一步采用深度强化学习等方法来提高求解效率。其次，可拓展考虑对允许加床等更复杂的场景进行准入决策研究。

第4章 院前急救和急诊协同的医疗资源运作管理方法

经济的迅猛增长和城市化的持续推进,导致我国城市规模与人口密度不断扩大。随之而来的是人民对美好生活的向往与需求的不断增加。提高居民生活质量的一个关键因素是建立安全、可靠的医疗健康保障体系。考虑到我国社会正在面临的老龄化问题,紧急医疗服务承担了城市居民生活中不可或缺的重要职责。自21世纪以来,我国城市紧急医疗系统发展迅猛,在应对严重急性呼吸综合征(severe acute respiratory syndrome,SARS)、甲型 H1N1流感等公共卫生事件的过程中,逐步建立了集医疗急救、医疗保障、危重病监护转运等多功能为一体的紧急医疗服务体系[72,73]。尽管如此,城市紧急医疗服务系统仍然面临着许多问题和挑战,例如:城市交通情况复杂多变,交通拥堵可能导致患者关键抢救时间的延误[74];大城市人口密度高,且常住人口长年不断增长(以上海市为例,常住人口从2000年到2019年中由1 609万增长到2 428万),这导致了对高水平紧急医疗服务的强烈需求。因此,对城市紧急医疗系统的管理与优化研究具有实际意义。

4.1 紧急医疗系统排班含义及特点

4.1.1 紧急医疗系统的含义

紧急医疗系统是一种在紧急情况下,为患者提供快速、高效医疗服务的组织和流程。这一系统涵盖了医疗机构、医护人员、设备和技术等多个要素,以及一套协调和管理的方法。其主要目标在于紧急事件发生时能够迅速做出反应,为患者提供紧急治疗和护理。紧急医疗系统的设计理念是通过降低患者的伤害和痛苦程度来实现优先考虑患者利益的目标,同时还要保障医疗资源的公平分配和高效利用。

　　紧急医疗系统在实践中需要高度协调和管理,确保各个环节能够无缝衔接,以应对各种紧急情况。这可能涉及资源的实时分配、人员的培训和准备、设备的维护保养,以及信息技术的支持。在这一系统中,决策也扮演着关键角色,需要在紧急的情况下做出迅速而明智的判断,以最大限度地减少患者面临的困难与风险。

　　根据医疗系统情况,急救中心、多个救护车站和当地医院是紧急医疗系统的主要组成部分。其服务主体是负责急救响应的救护车站以及负责抢救治疗的医院急诊部门,服务对象包括突发疾病和意外损伤等需要尽快接受治疗的患者。其基本运作模式如下:

　　(1)患者拨打120急救电话。

　　(2)急救中心在接到急救电话后确认患者的健康状况,并指派相应的救护车站对患者展开服务。

　　(3)救护车站派遣救护车前往病患所在地址,将其送往某个医院急诊部进行抢救。

　　(4)患者被急诊部抢救室接收后,救护车回到车站或者直接前往接助下一个患者。

　　(5)患者抢救完成后,依据健康状况进入急诊住院室或其他医疗服务科室。

　　医院急诊科抢救室是患者主要接受治疗的地方,其中包括医护人员以及配有各类抢救设备的病床,为患者提供抢救医疗服务。抢救室的资源(例如床位)有限,每个患者都需要占用医疗资源接受治疗。因此,尽管患者的抢救时间非常紧迫,当急诊抢救室的医疗资源都被占用时,新到达的患者必须排队等候。如果救护车将患者送至急诊部,却不能立刻卸载患者离开,而必须在入口处排队等候,此现象被称为"救护车卸载延迟"。它降低了救护车资源的利用率,增加了患者接受急诊治疗的等待时间,成为我国大中城市紧急医疗系统的重要问题。

4.1.2　紧急医疗系统的特点

4.1.2.1　需求巨大,资源供不应求

在应对灾难、突发事件或大规模事故时,紧急医疗系统往往会面临巨大的

医疗需求压力。在这种情况下,患者数量可能远超过医疗资源的可用容量,导致供需出现明显的失衡。紧急需求的激增可能引发医疗资源的紧缺,导致出现排队等候和治疗延迟的现象。表 4-1 为 2019 年某日华东地区某三甲医院急诊科入口救护车等待情况[75]。在高峰时段,救护车队的等待情况十分严重,这直接突显了供需不平衡所带来的问题。

表 4-1   华东地区某三甲医院某日急诊部救护车排队等待时间

救护车到达时间	患 者 病 因	救护车离开时间	滞留时间/min
9:20	车祸	9:50	30
9:30	血压偏高	9:37	7
9:52	高龄老人摔倒	10:05	15
10:13	脑梗	10:42	29
10:14	晕厥	10:39	25
10:18	高龄老人头部碰撞	10:50	32
10:47	转院	11:32	45
11:05	气喘	11:43	38
11:23	晕厥	11:37	14
12:00	骨折	12:12	12
12:26	转院	12:29	3
12:45	晕厥	13:05	20
13:22	腹部疼痛	13:38	16
13:29	患者全身抽搐	13:55	24
14:08	休克	14:15	7
14:36	中暑	14:50	14
15:02	胸闷	15:30	31
15:15	晕厥	15:39	24
15:45	晕厥	16:02	17

在这种情况下,紧急医疗系统需要灵活应对,以确保医疗资源能够在不同情景下得到合理的分配和利用。

4.1.2.2   时间紧迫,需要快速决策

紧急医疗系统的特点之一是其需要在紧凑的时间内做出关键决策。医护人员在处理紧急情况时需要在有限的时间内做出快速而准确的决策。这涉及

对患者病情、可用医疗资源以及治疗方案的全面考量。为支持这种快速决策，紧急医疗系统需要具备高效的决策支持系统，以最大限度地降低患者的伤害和风险。

4.1.2.3　多方协作与沟通

紧急医疗系统涉及多个部门间的协同工作。因此，协同合作和有效沟通变得尤为重要。确保各环节的信息流动顺畅、资源共享，以及医疗团队之间的协调紧密，对于系统的成功运行至关重要。

4.2　研究现状

医疗运作管理领域的研究主要聚焦于院前急救与急诊的协同，侧重于对救护车资源调度和抢救床位管理的优化研究。救护车作为院外急救的基本资源，在相关研究中占据主导地位，大部分研究主要关注救护车站选址以及救护车动态调度等方面。

国外学者对救护车站选址与救护车动态调度的研究已有半个世纪的历史。Toregas 等[76]最早提出了解决救护车选址问题的资源覆盖模型（location set covering model，LSCM）。其核心理念是在给定响应时间和覆盖急救需求点的限制条件下，最小化所需的救护车资源数量。Church 等[77]则引入了最大覆盖问题（maximal covering location problem，MCLP），即在救护车数量受限的情况下，力求最大化救护车的响应范围。ReVelle 等[78,79]在此基础上进一步改进 MCLP，实现了对需求点的多次覆盖，以弥补 LSCM 模型在救护车派遣后响应范围消失的问题。Schilling 等[80]提出了串联设备选址模型（tandem equipment allocation model，TEAM）。该模型考虑了两类患者的不同优先级，并匹配两类救护车，旨在最大化需求量。以上研究均未充分考虑随机性。Daskin 等[81,82]在 MCLP 基础上引入了救护车繁忙概率，提出了最大期望覆盖位置问题（maximum expected covering location problem，MEXCLP）。该模型的目标是最大化期望需求点响应数量。随后，基于机会约束的随机规划研究[79,83,84]逐步展开，其问题框架也为约束覆盖优化问题提供了更为全面的视角。

针对救护车动态选址与调度问题，Kolesar 等[85]强调了定期对车辆进行重定位的必要性；Pieter 等[86]在多时段情况下考虑了救护车重定位和救护车站复工,引入了 MEXCLP 的拓展模型,旨在最大化需求点的期望响应量;Zarandi 等[87]建立了动态选址模型,并采用启发式方法进行求解;Toro-Diaz 等[88,89]结合超立方模型和遗传算法(GA),对急救系统中的救护车定位与分配进行了优化;Alanis 等[90]运用马尔科夫模型对急救医疗系统进行建模,采用合规表策略进行急救车调度决策。

国内学者也对救护车选址与调度问题展开了研究。马云峰等[91]引入了时间满意度函数,用于描述救护车服务患者的服务质量。他们以最大化时间满意度为优化目标,建立覆盖模型并采用拉格朗日松弛算法进行求解。翁克瑞等[92]探讨了多分配枢纽站的最大覆盖问题,选用禁忌搜索(TS)算法进行求解。吴瑶等[93]则将救护车派遣、医院选择和路径选取整合为一个问题,以最小化区域内医疗需求的响应总时间为目标。不过,该研究未考虑系统的动态发展与随机性。此外,还有一些学者研究了考虑救护车响应边界和结合排队论时的救护车选址与调度问题[94-96]。

上述研究主要存在的不足之处在于大多数研究聚焦于资源覆盖问题,其研究关注点主要集中在救护车的响应服务,而未充分考虑院前紧急医疗服务的后续送医流程。随着对医疗服务质量关注的增加,有关院前紧急医疗服务中救护车卸载延迟现象的研究逐渐成为学术界一个新的研究焦点。

针对紧急医疗系统中救护车卸载延迟的问题,一部分基于实证的研究强调了减少卸载延迟的重要性。Ting[97]详细阐述了卸载延迟的产生原因及其潜在危害。Cooney 等[98]通过分析急诊医疗真实数据,证明了卸载延迟会显著降低急诊医疗服务资源的流通性,导致医院拥堵,影响治疗,并威胁患者的健康。刘菲等[99]提出转运延迟和急诊拥堵对急性心肌梗死患者的及时抢救造成了影响。另一些研究则采用随机过程理论和优化理论进行定量研究。Creemers 等[100]运用批量服务排队模型,以最小化患者平均等待时间为目标,研究了患者危重等级分级下医院最优医疗服务资源的设置问题。Leo 等[101]针对紧急医疗系统中的救护车分配问题,以救护车最小化平均转运时间和医院排队时间的和为目标,采用混合整数规划确定了救护车分配方案。Ramirez-Nafarrate 等[102]利用马尔科夫决策过程方法,研究了在医院急诊繁忙时控制救护车改到转运至其他医院的策略。Lann 等[103]和 Carter 等[104]对加拿大部分医院设置的救护车患者卸载区(offload zone)进行了研究,发现卸载区未能有效减少救护车患者平均等待时间,甚至可能加重救护车卸载延迟。Almehdawe 等[105]研究了单一救护车站、多医院组成的紧急医疗系统,利用矩阵分析方法建立生灭过程模型,得到了稳态救护车队长等指标。基于这一成果,Almehdawe 等[106]进一步优化系统救护车卸载延迟,将各医院的稳态救护车队长公式引入目标函数,并应用凸规划得到最小化系统救护车卸载延迟的救护车接运方案。

　　总结以上文献可以发现,紧急医疗系统中关于救护车卸载延迟问题的研究在国内外一直备受关注。尽管前述研究深入探讨了紧急医疗系统中救护车卸载延迟的问题,但仍未能充分适应实际紧急医疗系统运作的需求。一方面,现有研究中紧急医疗系统运作设定存在不足,未完全符合甚至违背了实际运行情境。例如,在 Leo 等[101]的研究中,规定各车站救护车前往某医院的概率为非 1 即 0,而实际情况是每个车站的救护车都有可能将患者送往不同的医院;另如 Ramirez-Nafarrate 等[102]主要研究了救护车改道转院的策略,但实际上救护车倾向于在急诊部等待,转院动机很弱。另一方面,一些研究无法适应较大规模的紧急医疗系统,如 Almehdawe 等[106]分析的紧急医疗系统仅包含一个救护车站,而实际系统往往包括多个车站,情况更为复杂。此外,现有研究往往仅专注于系统中的单一对象,如医院急诊部,鲜有同时从系统多方面进行分析和优化的研究。

4.3　主要研究的问题

　　通过对上海 120 急救中心等相关单位的调研,救护车卸载延迟问题已在我国大中城市的紧急医疗系统中普遍存在,尤其在特大城市的知名大型三甲医院,这一问题尤为突出。其根本原因复杂且多层次。一方面,由于整个系统处于高度时变和不确定环境中,患者呼叫救护车、救护车行驶速度、各医院急诊部门对每个患者的抢救时间等事件均为随机的,给系统整体运作管理带来了巨大的困难。另一方面,系统运作管理和资源配置等方面的问题至关重要。例如,急诊科抢救室床位的配备数量、救护车送往目标医院的选择等都可能存在合理之处。医院急诊部抢救室的服务能力越高,或者救护车在运送患者时并不总是倾向于将患者送往工作负荷严重的大型三甲医院,这些因素都可以积极影响系统中救护车卸载延迟的改善。鉴于这些背景,对紧急医疗服务系统进行优化,以减少救护车卸载延迟,将是本文的一个重要研究内容。

4.3.1　随机动态系统建模

院外紧急医疗系统的服务流程包含了患者呼叫、120急救中心响应、救护车受指派接运患者、到达医院急诊科排队、患者进入医院接受服务等过程,是一个复杂、随机的排队网络。为了对系统进行分析与优化,首先需要建立一个解析的模型描述任意时刻系统的状态,并得到一些关键指标的评估公式。基于此,系统资源调度与配置优化才能展开。

4.3.1.1　系统描述与设定

考虑一个如图4-1所示的包括120急救中心、D个救护车站、H个医院的紧急医疗系统($D=3,H=4$)。救护车站和医院分布在整个区域中,每个救护车站的车辆可以将患者送至该区域内的任何医院。系统运作的设定基于实际调研和已有文献研究,满足以下条件。

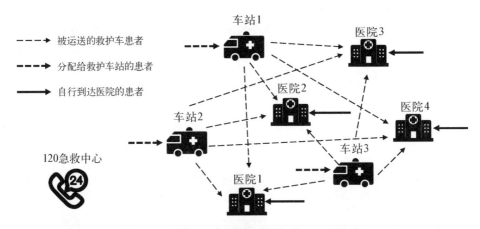

图4-1　多车站、多医院的紧急医疗系统示意图

1) 急救中心接到患者呼叫后指派某车站派出救护车将患者送往医院

现实情况下,将患者送往哪个医院涉及实时决策,受患者偏好、地理位置等多方面因素影响。每个车站的救护车在一定时期内(如一年)将患者送到每个医院的比例是可统计的。在短期内,可近似将这一比例视为患者由某车站的救护车送往各医院的概率。将其设定为车站i对医院j的"分配概率",记作$p_{i,j}(i=1,2,\cdots,D;j=1,2,\cdots,H)$。例如,若车站A长期派出的救护车将患者送到甲、乙两个医院的比例分别为20%和80%,则车站A对甲、乙医院的分配概率分别为 0.2 和 0.8。

2) 患者呼叫 120 电话事件符合平稳泊松流

急救中心分派某车站派遣救护车服务患者的过程可等效为患者以一定速率的泊松流呼叫救护车站服务,设定患者呼叫各车站的速率为 $\lambda_{1,i}(1, 2, \cdots, D)$。

3) 除了救护车送达的患者,医院急诊部还需要服务自行到达的患者

自行患者到达各急诊部符合速率为 $\lambda_{2,j}(j=1, 2, \cdots H)$ 的泊松过程。

4) 救护车患者开始接受治疗后,其救护车立即变为空闲状态,并可以接受新的指派

车站 i 的空闲救护车在接到指派后将患者送达医院 j 的时间服从指数分布,运送速率为 $t_{i,j}(i=1, 2, \cdots, D; j=1, 2, \cdots, H)$。

5) 每个救护车站的救护车数量为 $N_i(i=1, 2, \cdots, D)$

当患者呼叫 120 急救服务后,如果救护车站没有立即派遣空闲的救护车前往接患者,这被称为救护车站延迟响应。在假设车站的救护车数量充足的条件下,认为不会发生救护车延迟响应的情况。

6) 医院急诊部遵循先到先服务规则,救护车患者相对自行到达患者具有非抢占服务优先级

在有空闲病床的情况下,优先为队列中的救护车患者提供服务,但正在接受治疗的患者不会被中断服务。将急诊部抢救室的医疗服务资源简化为相同数量的急诊病床,每个医院急诊病床数量为 $b_j(j=1, 2, \cdots, H)$;每位患者在接受服务时占用一张病床,服务时间服从指数分布,各医院急诊部的服务速率为 $\mu_j(j=1, 2, \cdots, H)$。

4.3.1.2　系统连续时间马尔可夫链模型

利用连续时间马尔可夫链(Continuous-Time Markov Chain,CTMC)对上述系统建模,定义系统状态向量为

$$X(t) = \{x_j(t), y_j(t), z_{i,j}(t), i=1, 2, \cdots, D; j=1, 2, \cdots H, t \geqslant 0\}$$

其中,各系统状态变量含义如下:

$x_j(t)$ 表示 t 时刻医院 j 急诊部接受服务的患者与排队的救护车患者的总人数之和。

$y_j(t)$ 表示 t 时刻医院 j 急诊部正在排队的自行到达患者人数。规定

$y_j(t)$ 不超过某个正整数 M，现实中如果抢救室队列很长自行到达患者会选择转投其他医院，队列长度不会无限制增加。

$z_{i,j}(t)$ 表示 t 时刻车站 i，接收指派任务后接患者并送至医院 j 的在途救护车数目。

根据状态变量 $x_j(t)$ 的定义可知，t 时刻医院 h 的救护车患者队长等于 $[x_h(t)-b_h]^+$，正在接受服务的患者数等于 $\min\{x_h(t), b_h\}$。 因此，该 CTMC 模型有效地获得了医院救护车队长等系统关键指标的评估公式。

根据实际情况，系统状态变量必须满足以下约束：

（1）每个车站在途救护车的数量不超过该车站救护车的总数。

（2）在医院排队的救护车与在途救护车之和不超过整个急诊医疗系统救护车总数。

（3）如果某医院急诊部正在接受服务的患者与在排队的救护车患者人数之和小于急诊病床数，则该医院正在排队的自行到达患者数目为 0。

满足以上约束的所有系统状态向量构成了状态空间，记作 $\boldsymbol{\Omega}$，系统状态总数记作 $|\boldsymbol{\Omega}|$。记事件发生前后系统状态向量分别为 $\boldsymbol{X}=\{x_j, y_j, z_{i,j}\}$ 和 $\boldsymbol{X}'=\{x_j', y_j', z_{i,j}'\}$，可能发生 4 种状态转移。

1）新增一位患者呼叫救护车

患者呼叫车站 d，车站 d 救护车将患者送至医院 h，则在途救护车增加，即 $z_{d,h}'=z_{d,h}+1$。 车站 d 的患者呼叫速率为 $\lambda_{1,d}$，对医院 h 的分配概率为 $p_{d,h}$，因此状态转移速率为 $\lambda_{1,d}\times p_{d,h}$。

2）新增一位患者自行到达医院

患者自行到达医院 h，如果有空闲的急诊病床则可以接收患者，否则患者需要排队等候。即当 $x_h<b_h$ 时，$x_h'=x_h+1$；当 $x_h\geqslant b_h$ 时，$y_h'=y_h+1$。 转移速率为自行到达患者的到达速率 $\lambda_{2,h}$。

3）新增一位救护车患者被送达医院

属于车站 d 的一辆救护车成功将患者送达医院 h，导致在途救护车减少，$x_h'=x_h+1$，$z_{d,h}'=z_{d,h}-1$。 在状态转移前，车站 d 前往医院 h 的在途救护车数目为 $z_{d,h}$，转移速率为 $t_{d,h}$。因此，状态转移速率为 $z_{d,h}\times t_{d,h}$。

4）新增一位患者完成治疗离开医院

医院 h 有一位患者完成治疗离开，空出一张病床。如果队列非空，则优先服务救护车患者,再服务自行到达患者;否则,空闲床位增加。即当 $x_h \neq b_h$ 或当 $x_h = b_h$ 且 $y_h = 0$ 时,$x_h' = x_h - 1$;当 $x_h = b_h$ 且 $y_h \neq 0$ 时,$y_h' = y_h - 1$。 由于先前医院正在接受服务的人数为 $\min\{x_h, b_h\}$,病床的服务速率为 μ_h,因此状态转移速率为 $\min\{x_h, b_h\} \times \mu_h$。

分类讨论出全部可能状态转移及其转移速率后,可以得到系统状态转移速率矩阵 $\boldsymbol{Q}$,见公式(4-1)。其中,q_{ij} 表示状态 i 至状态 j 的转移速率,$q_{ii} = \sum_{j \neq i} q_{ij}$。

$$Q = \begin{bmatrix} -q_{11} & q_{12} & \cdots & q_{1|\boldsymbol{\Omega}|} \\ q_{21} & -q_{22} & \cdots & q_{2|\boldsymbol{\Omega}|} \\ \vdots & \vdots & \cdots & \vdots \\ q_{|\boldsymbol{\Omega}|1} & q_{|\boldsymbol{\Omega}|2} & \cdots & q_{|\boldsymbol{\Omega}||\boldsymbol{\Omega}|} \end{bmatrix} \tag{4-1}$$

$$\boldsymbol{\pi} Q = \boldsymbol{0} \tag{4-2}$$

$$\sum_{k=1}^{|\boldsymbol{\Omega}|} \pi_k = 1 \tag{4-3}$$

公式(4-2)和公式(4-3)是 CTMC 模型的平衡方程,求解该方程能够得到系统稳态概率分布,记作 $\boldsymbol{\pi} = (\pi_1, \pi_2, \cdots, \pi_{|\boldsymbol{\Omega}|})$。$\pi_s$ 表示状态 s 的稳态概率。将状态 s 下的系统状态向量记作 $X^s = \{x_j^s, y_j^s, z_{i,j}^s\}$,对各状态下救护车队长与该状态稳态概率的乘积求和,得到系统平均救护车队长:

$$E(Q_1) = \sum_{s=1}^{|\boldsymbol{\Omega}|} \sum_{j=1}^{H} \pi_s \times [x_j^s - b_j]^+ \tag{4-4}$$

同理,可以求得系统平均自行到达患者队长 $E(Q_2)$:

$$E(Q_2) = \sum_{s=1}^{|\boldsymbol{\Omega}|} \sum_{j=1}^{H} \pi_s \times y_j^s \tag{4-5}$$

4.3.2　系统运作优化建模

4.3.2.1　急救中心视角:救护车调度优化

正如 4.3.1 节所叙述,在紧急医疗系统中,救护车接到患者后将其送往某个医院是一项临时决策。然而,救护车站对医院的分配概率却是一个长期可统计的指标,反映了救护车资源的趋势。在上海市内,一些著名医院的急诊部救护车卸载延迟问题严重,主要原因是大多数救护车患者都希望前往这些知名医院接受救治,导致各救护车站对这些知名医院的分配概率过高。

为避免过度将患者送往知名医院,急救中心可以为各救护车站设置一组合理的分配概率,作为救护车送医选择的指导。这样可以显著减少救护车卸载延迟。本文以系统平均救护车队长作为评估指标来衡量救护车卸载延迟现象。在系统整体考虑的基础上,急救中心设定最小化系统平均救护车队长作为优化目标:

$$\min E(Q_1) = \sum_{s=1}^{|\boldsymbol{\Omega}|} \sum_{j=1}^{H} \pi_s \times [x_j^s - b_j]^+ \qquad (4-6)$$

救护车站对医院的分配概率被定义为决策变量,而其他系统参数如急诊部抢救室病床数等被视为固定系数。

4.3.2.2 医院视角:抢救室床位管理优化

从医院的角度来看,拥有更多的病床确实意味着更高的医疗服务能力,但也伴随着更高的医疗资源成本。尽管医院无权干涉车站对医院的分配概率,但一旦了解了分配概率,就可以通过合理设置病床数量来平衡急诊医疗服务能力和成本。在理论上,对于救护车卸载延迟严重的知名医院,增加病床数量可以缓解延迟问题;而相对空闲的医院则可以减少病床来降低医疗资源设置成本。因此,医院管理者的目标可以设定为最小化系统各医院救护车拥堵成本(用平均救护车队长来表示)和床位成本(用病床数表示)的加权总成本:

$$\min C = \sum_{j=1}^{H} \left\{ \alpha \sum_{s=1}^{|\boldsymbol{\Omega}|} \pi_s [x_j^s - b_j]^+ + (1-\alpha) b_j \right\} \qquad (4-7)$$

在公式(4-7)中,C 表示系统总加权成本,α 为权重系数,表示控制救护车卸载延迟的重要程度;决策变量为各医院急诊病床数,而其他系统参数如分配概率等被视为固定系数。

根据系统模型以及优化目标式(4-6)和式(4-7)的定义,给定一组分配概率及医院急诊病床数,可以通过求解CTMC平衡方程式(4-2)和式(4-3)来得到系统的稳态概率分布。进而,可以计算出优化目标函数值,完成一次的目标函数评估。这使得基于邻域搜索的启发式算法可以应用于解决上述两个优化问题。

在 CTMC 模型中,由于很多状态间的一次性转移不可能发生,因此状态转移速率矩阵是稀疏矩阵。通过矩阵幂次法,可以更快得求得收敛的稳态概率。然而,需要注意的是,在系统规模增大后,马尔科夫链系统状态数会呈爆炸式增长,直接利用求解器如 Cplex、Gurobi 等求解上述模型不具有可行性。基于邻域搜索的启发式算法在单次评估一个解时也需要大量时间。例如,对于一个包含 2 个车站、2 所医院、总共 10 辆救护车和 20 张病床的系统,建模后系统状态总数接近 240 000,而单次评估需要 2 h 左右。

考虑到这一问题,下一节将基于系统分解近似进行可解性研究。

4.3.2.3　基于分解的模型可解性研究

在救护车数量充足的条件下,新到达的救护车患者会被立即响应送往目标医院,不受正在工作的其他同一车站的救护车的影响,目标医院的选取仅受分配概率的影响,即救护车将不同的患者送至不同医院是独立的。因此,可以近似地将系统分解为多个独立的子系统,每个子系统包含全部救护车站和一个医院,用子系统中的医院来近似原系统中的对应医院。

对于图 4-1 的紧急医疗系统,其分解近似系统如图 4-2 所示。原系统被分解为 4 个子系统,每个子系统包含不同的医院。假设原系统车站 d 对医院 h 的分配概率为 $p_{d,h}$,车站 d 的救护车患者呼叫速率为 $\lambda_{1,d}$,系统分解后,包

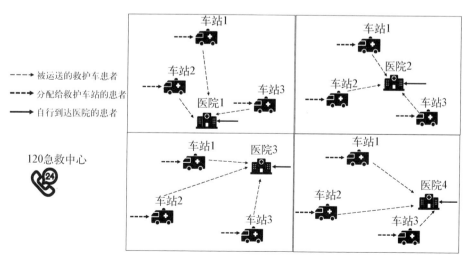

图 4-2　多车站、多医院紧急医疗系统分解近似系统

含医院 h 的子系统里车站 d 救护车患者呼叫速率被修正为 $p_{d,h} \times \lambda_{1,d}$，其余参数包括车站救护车数目、医院床位数等都与原系统一致。

系统分解近似模型与原始系统模型的主要区别在于，分解后的子系统中每个车站在修正后的患者呼叫速率下，所有的救护车都用于服务一个医院，而在原始系统中，车站在患者实际呼叫速率下，所有救护车服务全部医院。这意味着在原系统中，当车站救护车较少时，可能会发生救护车延迟响应的情况。分解近似模型中，假设全部救护车只服务一个医院，从而放大了车站响应能力，可能引入一定的误差。然而，在车站救护车充足的情况下，上述情况不太可能发生。此外，包含医院 h 的分解子系统在这种情况下能够很好地近似原系统中医院 h 的情况，因此系统分解模型就可以比较贴近原模型。正如 4.3.1.1 系统设定 5）所述，政府部门通常会制定相应的法律规章来保证救护车的数量，这为假设救护车充足以及采用系统分解近似方法提供了依据。

由于子系统状态向量维度仅为 $D+2$，系统状态的简化缩减了状态空间规模，缩短了求解平衡方程的时间，实现了系统快速评估。对于 2 个车站、3 所医院共计 10 辆救护车、43 张病床的系统，分解后单次评估需 30 s。

利用系统分解近似方法将目标函数式（4-6）和式（4-7）进行修正，并分别建立两个完整的数学规划模型：模型一和模型二。

模型一：

$$\min E(Q_1) = \sum_{j=1}^{H} \sum_{s=1}^{|\boldsymbol{\Omega}_h|} \pi_{j,s} \times [x_j^s - b_j]^+ \tag{4-8}$$

s. t.

$$\boldsymbol{\pi}_j Q_j = \mathbf{0} \quad \forall j = 1, 2, \cdots, H \tag{4-9}$$

$$\sum_{k=1}^{|\boldsymbol{\Omega}_j|} \pi_{j,k} = 1 \quad \forall j = 1, 2, \cdots, H \tag{4-10}$$

$$\sum_{j=1}^{H} p_{i,j} = 1 \quad \forall i = 1, 2, \cdots, D \tag{4-11}$$

$$p_{i,j} \geqslant 0 \quad \forall i = 1, 2, \cdots, D; \, j = 1, 2, \cdots, H \tag{4-12}$$

模型二:

$$\min C = \sum_{j=1}^{H} \left\{ \alpha \sum_{s=1}^{|\boldsymbol{\Omega}_j|} \pi_{j,s} \left[s_j^s - b_j \right]^+ + (1-\alpha) b_j \right\} \qquad (4-13)$$

s. t.

$$\boldsymbol{\pi}_j Q_j = \boldsymbol{0} \quad \forall j = 1, 2, \cdots, H \qquad (4-14)$$

$$\sum_{k=1}^{|\boldsymbol{\Omega}_j|} \pi_{j,k} = 1 \quad \forall j = 1, 2, \cdots, H \qquad (4-15)$$

$$b_j > 0, \text{整数} \quad \forall j = 1, 2, \cdots, H \qquad (4-16)$$

模型一针对急救中心,旨在最小化系统平均救护车队长,通过优化分配概率问题,其决策变量为分配概率。在目标函数式(4-8)中,首先计算每个分解子系统的平均救护车队长,然后累加以得到系统稳态平均救护车队长。约束式(4-9)和式(4-10)代表各分解子系统的平衡方程,是系统稳态的约束;而约束式(4-11)确保每个车站对各医院的分配概率之和为1;约束式(4-12)是决策变量的非负约束。

模型二则关注医院管理,旨在最小化急诊部加权成本,并通过设置最优急诊病床数来解决问题,其决策变量为各医院的急诊病床数量。目标函数式(4-13)表示各医院加权成本累计值,而约束式(4-14)和式(4-15)是系统稳态的约束,约束式(4-16)则是决策变量的正整数约束。

通过采用系统分解近似的方法,可以快速地评估目标函数式(4-8)和式(4-13),从而使得这两个模型能够在可接受的时间范围内通过启发式算法进行求解。在下一节,将设计具体的求解算法。

4.3.3 求解算法设计

由于模型一和模型二为凸性未知的复杂非线性规划,利用 Cplex 等软件很难直接求解,在本节将设计启发式算法求解。

4.3.3.1 救护车调度优化求解

模型一的解是维度为 $D \times H$ 的向量,具有庞大的解空间但形式简单,其邻域结构易于表示。TS 算法被用于通过禁忌准则在迭代求解过程中跳出局部最优,从而寻找全局最优解,这在解决非凸问题中是一种有效的工具。用于求解模型一的 TS 算法流程如图 4-3 所示。算法从初始解开始,通过记录并更新全局最优解,在每次迭代中评估当前解的邻域解,并移动到未被禁忌的最优邻域解。一定迭代次数后,算法停止并输出最终结果。

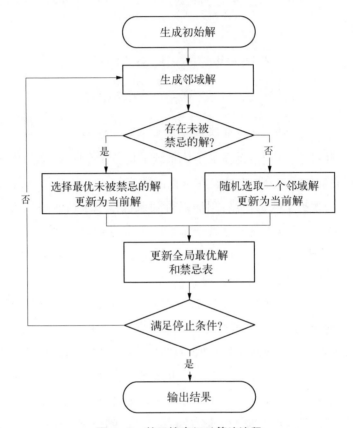

图 4 - 3   禁忌搜索(TS)算法流程

1) 初始解与邻域结构

分配概率初始解等于各医院急诊抢救室病床数目比例。

$$p_{i, h} = \frac{b_h}{\sum_{j=1}^{H} b_j}, \ \forall i = 1, 2, \cdots, D \tag{4-17}$$

定义一个解的邻域为,选择任意一个车站 d 和两个医院 h、h', $p_{d, h}$ 增加一个搜索步长,$p_{d, h'}$ 减少一个搜索步长,保证了邻域解中该车站到各个医院的分配概率之和仍为 1。出现分配概率大于 1 或小于 0 的邻域解为不可行解,被剔除。后续数值实验中搜索步长设为 0.05。

2) 解的评估

在每次迭代中,需要对当前解的所有邻域解进行评估,即计算模型一中的目标函数,这被称为"精确评估"。尽管系统分解近似方法已将单次精确评估的时间降低到可接受的范围内,但由于多次迭代与大规模的邻域结构,算法仍然需要大量时间。因此,本文设计了一种"粗略评估"方法来加速算法:使用两类患者非抢占优先级排队模型($M[2]/M/c$)来近似系统分解子模型。以下为该模型定义。

在原系统参数下,救护车患者和自行到达患者均以泊松过程到达任意医院 j,到达速率分别为 $\lambda_{1,j}$ 和 $\lambda_{2,j}$;两类患者的服务速率均为 μ_j,救护车患者具有非抢占优先级。医院 j 的救护车患者稳态队长公式为:

$$E[Q_{1,j}] = \lambda_{1,j} \frac{1}{1-\sigma_j} \left(b_j! \ (1-\rho_j) b_j \mu_j \sum_{n=0}^{b_j-1} \frac{(b_j \rho_j)^{n-b_j}}{n!} + b_j \mu_j \right)^{-1}$$

$$(4-18)$$

式中 $E[Q_{1,j}]$ 表示救护车患者稳态队长,$\lambda_{1,j} = \sum_{i=1}^{D} p_{ij} \lambda_{1,i}$,$\sigma_j = \lambda_{1,j}/b_j \mu_j$,$\rho_j = \sigma_j + \lambda_{2,j}/(b_j \mu_j)$。所有医院累加 $\sum_{j=1}^{H} E[Q_{1,j}]$ 即为解 s 的粗略评估值 $E[Q_1]|_s$。

在粗略评估中,无须求解 CTMC 模型的平衡方程,效率更高。在每次迭代中,对每个邻域解先做粗略评估,如果粗略评估结果和已知最好解(精确目标值)的偏差大于阈值 ε,$E[Q_1]|_{s'} > E(Q_1)|_{s^*} \times (1+\varepsilon)$,其中 s' 和 s^* 分别表示当前邻域解和已知最优解,则舍弃该邻域解,否则对其做精确评估。ε 合适的取值能够平衡算法的精确性和效率。ε 越大,则需要精确评估越多邻域解,算法越精确。在后续的数值实验中,ε 设为 0.2。

3) 禁忌控制

在一次迭代中如果选择的最优邻域解增加了车站 i 到医院 j 的分配概率($p_{i,j}$ 增加),那么在之后的 θ 次迭代里所有减少该分配概率($p_{i,j}$ 减小)的邻域解都被禁忌。如果某次迭代中,被禁忌的邻域解优于已知最优解则将其解禁,视为未被禁忌的邻域解。在后续的数值实验中,θ 设置为 3。

4.3.3.2　抢救室床位优化求解

模型二的解为各医院急诊床位数,是一个 H 维度向量 $(b_1, \cdots, b_H)$。由于医院数量及床位数范围有限,其解空间离散且规模有限。因此进行大量穷

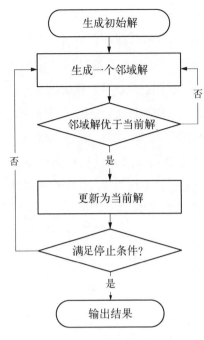

图 4-4　爬山法的算法流程

举搜索实验发现,采用基于邻域搜索的爬山算法总能有效求得模型二的最优解。这说明对于非线性整数规划的模型二,尽管其凸性没有显式证明,爬山算法仍可以作为一个有效的启发式求解算法。图 4-4 给出了爬山法的算法流程。

爬山法的初始解设置为各医院急诊病床实际数目,定义每个解的邻域解为任意一个医院急诊病床数增加或减少 1 张。算法求解流程为:每次迭代逐一评估当前解的邻域解,发现更好的邻域解之后立即更新为当前解,并进行下一轮迭代。如果当前解优于其全部邻域解,则满足终止条件,算法停止并输出当前解。

4.3.3.3　协同优化

考虑到紧急医疗系统牵涉到急救中心和医院两个方面,虽然模型一和模型二分别从各方角度对分配概率和急诊床位优化,是两个独立的问题,但是二者的优化结果互为对方的输入参数,会对方的优化决策产生影响。本节提出一个简单的协同优化机制,认为急救中心和医院决策者优化时只考虑自身目标,一方可以在另一方做出优化后再优化自身决策,循环直至双方均无法再改进,整个系统达到一种均衡。根据做出优化行动的起始方不同,协同优化分为急救中心先行动和医院先行动两种情况。

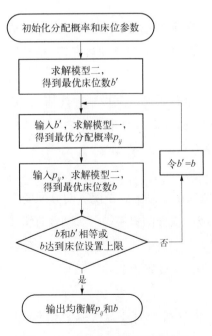

图 4-5　院方先行动的协同优化

图 4-5 中给出了院方先行动的协同优化流程图:基于系统最初的资源配置

参数,医院先通过模型二优化抢救室床位,其优化后抢救床位的行动将被急救中心观测;急救中心在床位优化后,将其作为模型一的参数优化求解得到分配概率;院方再以此分配概率参数优化床位;这个循环的过程将在双方各自决策变量不再改变或者院方抢救室床位数达到床位设置上限时停止。而急救中心先行动的协同优化也与之类似,具有相同的停止条件。

4.4　优化案例

4.4.1　案例背景

本文采用 2 个算例进行数值实验:包含 2 个救护车站、3 所医院的系统(算例 4-1)和包含 3 个救护车站、2 所医院的系统(算例 4-2)。基于上海 120 急救系统和医院近一年数据,统计构造实验参数,如急诊科平均服务速率、救护车站平均呼叫速率等,如表 4-2~表 4-5 所示,其中医院参数中 $\bar{b}_j$ 和 $\underline{b}_j$ 分别表示医院急诊部抢救室的病床数上下限。

表 4-2　算例 4-1 医院参数

医院 j	μ_j	$\lambda_{2,j}$	b_j	$\bar{b}_j$	$\underline{b}_j$	$p_{1,j}$	$p_{2,j}$	M
医院 1	0.42	3.2	15	25	10	0.28	0.28	3
医院 2	0.52	3.7	20	25	10	0.38	0.38	3
医院 3	0.46	3.4	18	25	10	0.34	0.34	3

表 4-3　算例 4-1 车站参数

车　站	N_i	$\lambda_{1,i}$	$t_{i,1}$	$t_{i,2}$	$t_{i,3}$
车站 1	6	3.8	1.8	2.5	2
车站 2	6	3.2	2	1.8	2.3

表 4-4　算例 4-2 医院参数

医院 j	μ_j	$\lambda_{2,j}$	b_j	$\bar{b}_j$	$\underline{b}_j$	$p_{1,j}$	$p_{2,j}$	$p_{3,j}$	M
医院 1	0.45	3.4	15	25	10	0.54	0.54	0.54	3
医院 2	0.5	3.8	13	25	10	0.46	0.46	0.46	3

表 4 - 5   算例 4 - 2 车站参数

车站 i	N_i	$\lambda_{1,i}$	$t_{i,2}$	$t_{i,2}$
车站 1	4	1.8	1.8	2.5
车站 2	4	1.5	2	1.8
车站 3	5	2.2	2	2

4.4.2   救护车调度优化结果

将实际床位数量固定,优化模型一以改善分配概率,并将其与实际分配概率下的仿真结果进行比较,包括系统平均救护车队长 $E(Q_1)$、平均自行到达患者队长 $E(Q_2)$ 等指标。$\Delta E(Q_1)$ 和 $\Delta E(Q_2)$ 表示算法相对于实际方案的改进率。实际方案中分配概率满足 $p_{i,h} = b_h \big/ \sum_{j=1}^{H} b_j$, $\forall i = 1, 2, \cdots, D$。表 4 - 6 和表 4 - 7 列出了两个算例的数值实验结果。图 4 - 6 和图 4 - 7 展示了各算例下救护车队长和自行到达患者队长结果。

表 4 - 6   算例 4 - 1 分配概率优化结果

医院 j	TS算法结果				实际方案			
	$p_{1,j}$	$p_{2,j}$	$E(Q_1)$	$E(Q_2)$	$p_{1,j}$	$p_{2,j}$	$E(Q_1)$	$E(Q_2)$
医院 1	0.30	0.00	0.024	0.108	0.28	0.28	0.120	0.333
医院 2	0.10	1.00	0.040	0.075	0.38	0.38	0.009	0.022
医院 3	0.60	0.00	0.031	0.079	0.34	0.34	0.037	0.092
累计值	1.00	1.00	0.095	0.262	1.00	1.00	0.166	0.447

表 4 - 7   算例 4 - 2 分配概率优化结果

医院 j	TS算法结果					实际方案				
	$p_{1,j}$	$p_{2,j}$	$p_{3,j}$	$E(Q_1)$	$E(Q_2)$	$p_{1,j}$	$p_{2,j}$	$p_{3,j}$	$E(Q_1)$	$E(Q_2)$
医院 1	1.00	0.00	0.50	0.321	0.654	0.54	0.54	0.54	0.362	0.709
医院 2	0.00	1.00	0.50	0.346	0.832	0.46	0.46	0.46	0.328	0.803
累计值	1.00	1.00	1.00	0.667	1.48	1.00	1.00	1.00	0.690	1.51

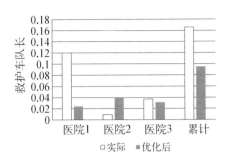 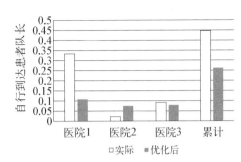

图 4 - 6　算例 4 - 1 系统平均救护车和自行到达患者队长

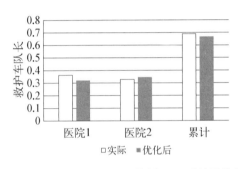 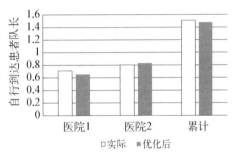

图 4 - 7　算例 4 - 2 系统平均救护车队长和自行到达患者队长

通过分析表 4 - 6 和表 4 - 7，可以明显看出，通过优化分配概率，成功地减少了系统救护车卸载延迟。从图 4 - 6 可以得知，算例 4 - 1 中的实际方案经过优化后，1 所医院的救护车队长增加，而 2 所医院的救护车队长减少，整个系统累计减少了 43%。在实际方案下，医院 1 的救护车排队现象严重，而医院 2 救护车队长很短。通过优化，医院 1 的救护车队长显著减少，医院 2 的救护车队长略有增加。这表明分配概率的优化实质上是对各医院承担的救护车患者救治负荷进行调整，使整个系统更加平衡。

需要注意的是，在算例 4 - 2 中，优化后系统总救护车队长仅减少了 3%。这是因为该算例中，实际方案下系统工作负荷已经相对平衡：两个医院的 $E(Q_1)$ 接近，分别为 0.362 和 0.328。经过优化后，两个值分别变为 0.321 和 0.346，差距进一步减小，医院的工作负荷更加均衡。此外，从图 4 - 6 和图 4 - 7 中还可以观察到，分配概率的优化同样降低了自行到达患者队列的队长，如算例 4 - 1 中 $E(Q_2)$ 减少了 41%，这说明优化后的分配概率使得各医院急诊部的工作负荷更加均衡,有效缓解了整体拥堵情况。

4.4.3　抢救室床位优化结果

将实际分配概率固定,将救护车拥堵成本权重 α 设定为 0.95。通过求解模型二来优化抢救室床位数,并将优化结果与实际床位数下的仿真结果对比,包括 $E(Q_1)$、$E(Q_2)$、总成本(C)等指标,以及相对实际方案的改进率 $\Delta E(Q_1)$、$\Delta E(Q_2)$ 和 ΔC,如表 4-8 和表 4-9 所示。图 4-8 和图 4-9 展示了各算例下加权成本结果。

表 4-8　算例 4-1 急诊床位优化结果

医院 j	实际方案			爬山法结果					
	$E(Q_1)$	$E(Q_2)$	C	$E(Q_1)$	$E(Q_2)$	C	$\Delta E(Q_1)$	$\Delta E(Q_2)$	ΔC
医院 1	0.120	0.333	0.864	0.120	0.333	0.864	0	0	0
医院 2	0.009	0.022	1.01	0.137	0.329	0.880	1 422%	1 395%	−13%
医院 3	0.037	0.092	0.935	0.101	0.248	0.896	173%	170%	−4%
累计值	0.166	0.447	2.81	0.358	0.910	2.64	116%	104%	−6%

表 4-9　算例 4-2 急诊床位优化结果

医院 j	实际方案			爬山法结果					
	$E(Q_1)$	$E(Q_2)$	C	$E(Q_1)$	$E(Q_2)$	C	$\Delta E(Q_1)$	$\Delta E(Q_2)$	ΔC
医院 1	0.362	0.709	1.09	0.112	0.227	1.01	−69%	−68%	−7%
医院 2	0.328	0.803	0.962	0.155	0.396	0.897	−53%	−51%	−7%
累计值	0.690	1.51	2.06	0.267	0.623	1.90	−61%	−59%	−8%

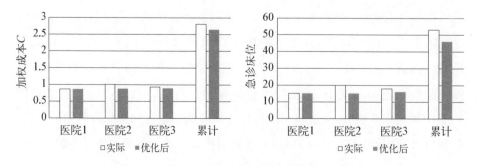

图 4-8　算例 4-1 医院加权成本和急诊病床数

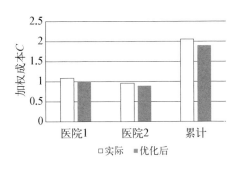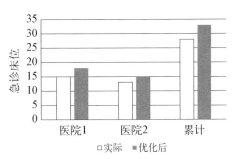

图 4 - 9　算例 4 - 2 医院加权成本和急诊病床数

在算例 4 - 1 中,通过模型二优化后各医院床位数分别为 15、15、16,相较于实际情况中的 15、20、18,整体有所减少。从表 4 - 8 和图 4 - 8 可知,通过模型二优化后系统总平均队长增加,但系统总加权成本降低了 6%。这说明当拥堵成本权重系数设为 0.95 时,在既定的分配概率下,从医院管理者的角度来看,控制急诊抢救室床位设置成本更为重要,为了降低系统总成本需要下调医院 2 和医院 3 急诊床位;床位减少后医院 2 和医院 3 的稳态救护车队长增加,但最终系统总成本降低了 6%。

算例 4 - 2 中优化后各医院床位数分别为 18,15。从表 4 - 9 和图 4 - 9 中可以看到,床位增加后各医院以及系统总加权成本都降低了,说明实际方案下控制医院拥堵成本更加重要。因此,优化结果中两个医院均增加了床位,系统总救护车队长从 0.690 降至 0.267,总成本降低了 8%。

4.4.4　协同优化结果

本节实验基于一种协同优化机制:模型一和模型二分别从急救中心和医院角度对分配概率和急诊床位优化,是两个独立问题,协同优化认为二者优化结果互为对方的输入参数,一方可以在另一方做出优化后再优化自身决策,循环直至双方均无法再改进,整个系统达到一种均衡。根据做出优化行动的起始方不同,协同优化分为急救中心先行动和医院先行动两种情况。

以算例 4 - 1 为例,表 4 - 10 和表 4 - 11 分别给出了急救中心先行动、医院先行动的协同优化结果,说明了不同决策方先行动得到的最终结果并不一致,但都降低了系统总加权成本,增加了系统平均救护车队长,并且最终结果相近。两种协同优化后的系统总成本均接近 2.50,相比 4.4.3 节中一轮爬山法优化得到的总成本 2.64 更低;而系统平均救护车队长显著增加了,接近或超过了 0.300。由于医院方优化目标中包含床位成本,在双方协同优化的过程中医院可能会为了控制床位成本而减少床位,最终的均衡状态下系统各医院总床位数量降低。此时,均衡状态的分配概率下各医院的急救工作负荷虽然平衡,系统救护车队长反而增大。

表 4-10　算例 4-1 协同优化结果(急救中心先行动)

医院 j	$E(Q_1)$	$E(Q_2)$	C	$\Delta E(Q_1)$	$\Delta E(Q_2)$	ΔC
医院 1	0.066	0.581	0.563	-45%	74%	-35%
医院 2	0.138	0.230	1.08	$1\,433\%$	945%	7%
医院 3	0.134	0.344	0.877	262%	274%	-6%
累计值	0.338	1.16	2.52	104%	160%	-11%

表 4-11　算例 4-1 协同优化结果(医院先行动)

医院 j	$E(Q_1)$	$E(Q_2)$	C	$\Delta E(Q_1)$	$\Delta E(Q_2)$	ΔC
医院 1	0.036	0.472	0.534	-70%	42%	-38%
医院 2	0.136	0.247	1.03	$1\,411\%$	$1\,023\%$	2%
医院 3	0.124	0.264	0.968	235%	187%	4%
累计值	0.296	0.983	2.53	78%	120%	-10%

图 4-10 给出了协同优化过程中医院 1 和医院 2 急诊床位的调整过程,横坐标表示协同优化轮次,第 0 轮表示初始参数下的情况。图 4-10 说明,两种协同优化最终结果中医院 1 的床位均降至急诊部抢救室床位下限 10 张,而医院 2 床位数均处于高水平分别为 19 张和 18 张。这反映了协同优化倾向于给服务能力强的医院(医院 2,$\mu_2=0.52$)设置更多病床,给服务能力低的医院(医院 1,$\mu_1=0.42$)设置较少病床。

另外,急救中心先行动时协同优化历经 2 轮即收敛,而医院方先行动需要经过 6 轮,前者收敛速度更快。这是因为急救中心先行动时首先优化分配概率,能够根据医院急诊部的服务能力调整救护车患者负荷,增加医院 2 并减少医院 1 的分配概率,并紧接着增加医院 2 的急诊病床数,降低医院 1 的急诊病

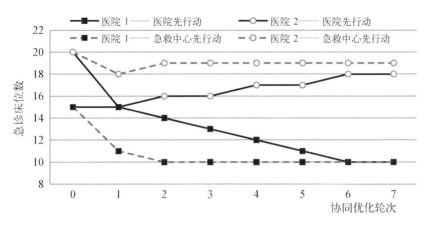

图 4-10　算例 4-1 协同优化过程中医院 1 和医院 2 床位数

床数。相反,如果医院先行动,由于按照医院床位比例分配的初始方案不能保证服务能力强的医院分配到大量救护车患者,这些医院实际上可能比较空闲,在第一轮优化床位时会减少其床位数(图 4-8 中优化后结果中医院 2 床位数减少至 15 张),这与为服务能力强的医院分配更多救护车患者以及增加床位数的结果背道而驰,减缓了协同优化的收敛。

4.4.5　案例总结

针对紧急医疗系统中救护车卸载延迟等问题,首先利用连续时间马尔可夫链对系统建模并得到救护车队长解析公式,然后分别从急救中心与医院的角度提出优化分配概率与急诊病床数的两个数学模型,利用系统分解近似表达原问题,并采用 TS 算法与爬山法求解。数值实验验证了模型与算法结果的优势,并分析了协同优化机制下的均衡稳态解。

第5章 新发急性呼吸道传染病大流行期间发热门诊运作管理方法

在 2020—2022 年的三年间,新发急性呼吸道传染病在全球肆虐,对公共安全产生极大威胁,给居民的生命和健康造成巨大损失。新发急性呼吸道传染病病毒主要通过呼吸道飞沫和密切接触进行传播;在相对封闭的环境中,也可以通过气溶胶传播,具有极强的传染能力。

在此背景下,发热门诊在新发急性呼吸道传染病感染预防中发挥了关键作用。作为传染病筛查的第一道防线,也是确保院内感染风险降到最低的重要阵地,发热门诊也面临一系列重要挑战。例如,发热门诊不接受患者预约且不能拒诊,需要面对高度时变不确定的患者到达,在到达高峰期医生数目不足,会导致排队人数过多,增加交叉感染风险;同时,由于发热门诊相对较大的传染风险,医生工作时必须穿戴防护用品,工作强度和工作压力很大,医生连续工作时长不宜过长,需要进行柔性排班,使得排班极为复杂困难。因此,针对新发急性呼吸道传染病大流行期间发热门诊运作管理方法的研究具备重要现实意义。

5.1 发热门诊排班的含义及特点

5.1.1 发热门诊的含义

在传染病暴发或流行时,发热是其常见症状之一,如流感、肺结核和其他呼吸道感染等疾病,都具有发热症状。为了更好地诊断、治疗和隔离传染病患者,一些医疗机构开始设立专门的发热门诊。在 20 世纪初,西班牙流感等呼吸道传染病的大流行在全球范围内造成了大量的疾病和死亡病例 。在此期间,一些医疗机构开始建立发热门诊,以处理患有流感症状的患者,帮助隔离病毒和控制传染病传播。在我国,发热门诊最初在 2003 年开始设立,以应对严重的严重急性呼吸综合征(SARS)的传播,取得了良好的效果。在 SARS 结束后,发热门诊独立或隶属于急诊科,主要负责对甲型 H1N1 流感等传染性较强疾病的筛查和分流。

新发急性呼吸道传染病疫情的暴发进一步凸显了发热门诊的重要性。在疫情期间,发热门诊被用于分流病患,将疑似和确诊病例与其他非相关的病患分开,从而保护医务人员和其他患者的安全。此外,发热门诊还有助于提供及时的诊断、治疗和防控措施,以减少疫情的蔓延。在此期间,发热门诊主要为体温高于 37.3 ℃ 的发热患者或者具有新发急性呼吸道传染病症状,或有新发急性呼吸道传染病流行病学史的患者提供服务。这也就是说,如果患者具有发热、咳嗽、喉咙痛、呼吸困难等症状,或者曾经接触过已知感染者,其感染新发急性呼吸道传染病的概率较大,不适合直接在急诊等科室进行就诊,以避免院内感染和交叉感染,应当被送往发热门诊进行初步诊断和治疗。

发热门诊承担了诊断的重要环节,是新发急性呼吸道传染病的筛查和治疗的最重要单元。在发热门诊内,医生将进行详细的病史采集、体格检查和实验室检查。通过对患者发热持续时间、伴随症状、既往病史的问询,以及核酸检测、肺部听诊、喉咙和淋巴结检查等方法,对患者是否感染疫情或患有其他疾病进行诊断。如果患者症状较轻,医生将提供自我护理建议,如多喝水、适当休息、保持营养等。如果症状较重,医生可能开出药物,如退烧药、止咳药、抗病毒药物等,以缓解症状。如果怀疑患者可能感染新发急性呼吸道传染病病毒,医生将上报疫情案例,并根据情况安排隔离和转诊等措施。

通过发热门诊的设置,新发急性呼吸道传染病患者被控制在医院的一小块区域,有效避免了交叉感染和院内感染。针对该类患者具有病毒感染率高的特性,按照国务院要求,发热门诊须符合"三区两通道"要求,设置污染区、潜在污染区、清洁区、患者通道、工作人员通道;发热门诊应具备独立的诊疗区域和留观区域,与医院其他区域有实际物理隔离;有条件的应分设独立候诊区、治疗室、检验室、药房等;应设置显著标识,引导发热患者抵达发热诊室就诊。这些措施对高疫情感染风险的患者进行了充分的隔离。实践表明,结合及时消毒与严格防护,发热门诊能有效应对疫情,避免病毒在院内的进一步传播和交叉感染,实现对疫情的有效防控。

目前患者在发热门诊的就诊流程可以基本概括如下。首先,每个进入发热门诊的患者在等候区域内排队等候医生的医疗服务。当某医生完成一名患者的问诊服务,则等候区的一名患者进入医生诊室接受医疗服务。医疗服务完成后,如果病情较为复杂(或者核酸阳性),则患者需要进入医院急诊或其他科室(或被送到定点医院);如果核酸为阴性且发热门诊医生足以明确病情并完成治疗,则患者在发热门诊治疗完成后即离开医院。

根据对上海等地大型医院发热门诊医疗服务系统的调研,发现患者在发热门诊的整个服务和等待过程中,花费较长时间在等待区(例如等待大厅)排队等待医生服务。患者普遍反映,希望能尽早有医生提供服务,尽量缩短排队时间,减少排队等待区域患者的拥挤程度和感染风险,尽快完成诊疗过程。这对发热门诊的运作管理、资源计划和调度提出了较高的要求。

医生是发热门诊中重要的医疗资源。如上所述,在等待区域的候诊时间是患者在发热门诊整个医疗服务时间的重要组成部分;而是否对医生进行合理排班、是否可以适时提供足量医生资源进行医疗服务,对缩短患者候诊时间、减少患者排队人数等都具有显著的影响。因此,从发热门诊的现实情况出发,应当对诊室内重要的医生资源进行排班优化,形成能够符合患者希望的排班方案,以有效控制等待的患者数目,减少患者间的交叉感染,适应发热门诊的特殊工作环境,且保持医生的工作强度得到合理的控制。

5.1.2　发热门诊的特点

发热门诊的医生排班问题和普通门诊等系统具有差别,有其自身特点和难点,主要表现在以下几个方面。

5.1.2.1　高度时变不确定的患者需求

对比普通门诊而言,目前绝大部分发热门诊不接受患者预约。按照国家卫健委规定,发热门诊需提供 24 小时持续医疗服务,不得拒收拒诊患者。这造成发热门诊面临高度随机到达的患者,且患者到达速率在全天内呈现出明显的峰谷时变特征。对上海等地的大型医院发热门诊的就诊数据分析,验证了这样的到达特征。而高度随机、时变的患者需求又对发热门诊内医疗资源的计划调度造成了很大的困难。反映在医生排班上,需要在医护人员排班时考虑患者的时变随机到达,进行有针对性的医生上下班工作计划和调度,以实现缩短患者等待时间、减少等待中的患者数目等目标。

5.1.2.2　疫情传染风险高,需要控制人员密度

对比普通急诊而言,发热门诊系统内有相对更大的疫情传染风险。由于发热门诊主要服务具有发热症状或具有流行病学史的患者,是医院战疫的一线"守门员",因此必须严格控制院内患者之间、医患之间的交叉感染风险。研究已经指出,在相对有限的空间内,新发急性呼吸道传染病病毒的传播与空间内人数密切相关,控制人员密度是疫情防控中行之有效的措施[107]。因此,发热门诊更加需要对等待区域的患者人数、患者人员密度加以控制。所以,很多大型医院的发热门诊强调控制系统中患者总数,等待区域内的总人数尽量不超过一个设定的阈值,从而减少交叉感染的风险。依据排队论不难看出,系统中排队等待的患者数目和每个时段提供医疗服务的医生数目密切相关。对发热诊室内医生科学合理地排班可以减少系统等待人数和院内感染风险。在疫情暴发期,还需要进一步考虑从其余诊室借调部分医生来有效控制患者队长。但是考虑到发热门诊是随机、时变的系统,如何实施科学合理的医生排班与医生借调以尽量实现对等待中患者数量的控制,需要科学方法。

5.1.2.3　医生工作压力大,需要柔性排班

发热门诊特殊的工作环境使得医生的工作压力更大。发热门诊中医生相对面临较大的传染风险,工作时必须穿戴防护用品,如隔离衣或防护服、护目镜等,工作强度和工作压力都很大。2021 年国务院《发热门诊设置管理规范》指出,鼓励在发热门诊实行柔性上班模式。但是柔性而灵活的排班模式也增加了排班的难度。

5.2　发热门诊排班优化研究现状

目前,面向医疗健康的运作管理已经成为运筹优化等领域的研究热点之一[108-111],门诊、急诊背景下的医生排班得到一定关注。Erhard 等[112]总结了近几年对医生排班的定量研究,将医生排班问题具体细分为人员配置问题、具体排班问题和重排班问题,并讨论了医生排班中常见的求解思路。Green[113]使用了逐段独立稳态近似方法来得到与患者时变到达相匹配的排班,通过以每时段平均到达人数为参数的稳态排队系统计算该时段所需的

医生数。Erhard[114]考虑了工作日模式、轮班类型和休息时间安排,并利用列生成方法求解医生排班问题,以应对患者需求的波动,得到了良好的结果。Niyirora 和 Zhuang[44]考虑非时齐泊松到达的急诊部门排队系统,使用流模型来近似排队过程,并通过修正的平方根人员配置公式计算得到了队长约束下的人员配置。Liu 和 Xie[115]将每时段被服务的患者和未能接受服务的患者独立考虑,对随机时变情况下的患者排队长度进行估计,并通过变邻域搜索得到了急诊医生的排班计划。Stolletz 和 Brunner[116]通过一个预定的班次矩阵来分配休息时间,建立了最小化医生总工资和外部资源使用费的整数规划模型,并用启发式方法进行求解。杨琨等[24]基于马尔可夫链对急诊服务系统建模,提出计算患者等待时间的解析方法,并基于启发式算法对急诊医生的排班问题求解。

虽然以上文献研究了经典的医生排班问题,但是针对发热门诊的研究才刚刚起步。曾伏娥等[117]量化研究了我国各地级市疫情防控定点医疗组织机构的空间分布特征以及空间组合模式,其中分析了发热门诊空间分布特征,分析了其空间分布的组合方式对于疫情防控的效果。古君庆等[118]探讨了如何通过调配人力资源来应对新发急性呼吸道传染病疫情期间发热门诊人数激增的情况,其基于三班倒模式排班,同时通过在高峰时段增加护理人员缓解患者拥挤。张洁利等[119]以解放军总医院为例探讨新发急性呼吸道传染病疫情期间发热门诊排班方法,采取 4 小时双班轮换制设计排班班次,并针对疫情不同阶段进行了人力资源调度。Guler 等[120]以土耳其医院为背景研究了疫情下的医生排班问题,建立了防治部门内医生调度的混合整数规划模型,并借助求解器进行求解。目前已有文献中 Liu 等[121]的研究内容与本章节较为接近。Liu 等[121]研究了新发急性呼吸道传染病疫情下,发热门诊中考虑普通诊室、重症诊室共用医生条件下的排班优化问题,设计了两阶段启发式方法进行求解。对比本章节,研究区别主要体现于两点:首先,其研究中没有考虑存在医生借调情况下的排班问题,仅限针对发热门诊自身医生的排班研究;其次,其研究采用的两阶段算法属于启发式方法,不能确定取得最优解。本章则采用 Benders 分解和列生成结合的思路对问题进行精确求解。

综上所述,虽然医疗系统运作,尤其是医生排班问题已经得到较为深入的研究,但是对发热门诊相关问题的研究处于起步阶段。本章针对新发急性呼吸道传染病疫情期间我国发热门诊医生排班问题进行研究,建立了综合考虑控制患者等待队长、医生工作时间以及医生借调成本的数学优化模型。针对随机时变排队系统中患者队长难以计算的困难,提出了基于流平衡方法的队长计算方法,使用 Logic-based Benders 将整体模型分解为医生人员配置主问题和排班子问题,并利用列生成算法加速子问题求解。通过对主子问题的迭代求解,获得最优的医生周排班方案。研究对于提升发热门诊服务水平,缓解医生的工作负荷,具有积极现实意义。

5.3　发热门诊排班优化的主要研究问题

发热门诊具有患者到达高度随机不确定,在患者到达高峰期,等待区域内的候诊患者过多,会造成较大的患者交叉感染风险。因此,需要对每时段内等待医生服务的患者的排队队长进行控制,以作为排班的约束。同时,发热诊室医生工作负担极大,根据医院规章,需要控制医生连续工作时长,为医生在每周和夜班后安排休息。在此基础上,研究探索优化诊室内医生的每周排班,通过适时提供足量医生资源进行医疗服务,在不违背患者排队队长限制的情况下,降低医生总工作时长,以控制医生工作强度,减少医生工作成本。此外,在疫情严重时期,患者需求更大,现有诊室医生不能满足需求,需要从其他诊室借调部分医生,医生借调的引入使得排班问题更为复杂。如何统筹诊室医生、借调医生、患者间的三方需要,制订符合患者期待、满足医生约束的合理排班,是本章研究的重要问题。

5.3.1　医生周排班问题描述与设定

发热门诊患者的候诊和服务是典型的排队服务过程,完整的就诊流程较为复杂。本节描述主要流程如下。患者随机到达发热门诊,挂号后在等待区域(如等待大厅)排队等候医生服务。患者一般按照先到先服务的规则接受服务。发热门诊一般有多名医生在诊室同时提供服务,当患者由一名医生服务完成后,患者离开发热门诊。如前所述,大多数发热门诊不开展预约,因此患者到达具有随机性且到达速率为高度时变,甚至在高峰期患者到达数量超出诊室中医生的服务能力。为了描述该时变随机的患者到达,本节将每天等分

成 Ω 个时段,时段长度为 Δ(不失一般性地,可设定时段长度为 1 h,即 $\Omega =$ 24)。设定每个时段内到达的患者数服从独立的泊松分布,记第 d 第 t 时段的分布参数为 $\lambda_{d,t}$。同时设定医生服务患者的速率服从独立的指数分布,平均服务时间为 $1/\mu$。由于发热门诊的特殊性,本章节设定患者不会在等待中途离开系统,一定在接受医疗服务后才离开。

由于大部分医院采用周循环的工作排班,本章节聚焦医生每周的排班优化问题,即以优化得到一周内每名医生上班、下班的时间表,以及对外诊室医生的每日借调计划为研究目标。按照卫健委建议,本章节对发热诊室医生采用一种柔性排班模式,而不局限在固定的班次长度或"三班倒"的排班模式。具体表现为医生一天的上班计划被称为"排班",而医生一组连续上班的时段被定义为"班次"。在柔性排班的原则下,医生每天的排班可以包含多个班次,每个班次的长度和开始时间可以在一定范围内变动。记每名医生每小时的上班成本为 P^{work},不失一般性地,取 $P^{\text{work}} = 1$。需要指出的是,随着疫情形势变化,发热门诊一段时间可能存在医生数目不足的情况,实际运作中将借调其他科室的医生开展工作,例如急诊、ICU 的医生等。因此,本节研究也将医生借调加以考虑。根据对医院的调研,归纳医生排班需要遵循的约束如下。

(1)每天的医生班次分成白班和夜班两类。7:00—23:00 为白班时间,一个白班班次为此时间区间内连续的若干时段。23:00—次日 7:00 为夜班时间。为了便于描述,本章节设定白班的开始时间,即 7:00 为一天的开始时间点。

(2)一名医生(发热诊室医生或借调医生)每天最多可以上两个白班班次,或者一个夜班班次。

(3)每个白班班次由连续 p 个时段组成,由于医生的体力限制,发热门诊的白班班次有时长限制:$p_{\min} \leqslant p \leqslant p_{\max}$。

(4)如果一名医生一天内上两个白班班次,则两个班次间间隔的时段数目不小于 p_{gap}。

(5)每名医生每天的总上班时间不超过 p_{total} 个时段。

(6)夜班班次从 23:00—次日 7:00,期间不能有医生上下班。

(7)发热诊室医生每周至少需要休息一天。

(8)发热诊室医生执行夜班之后至少有一整天的休息。

(9)借调医生按日进行借调,不特别考虑其每周的休息计划。

（10）每个时段至少有一名医生正在上班。

此外，由于发热门诊的特殊环境，医院希望控制系统中的患者人数，以避免患者之间以及医患之间交叉感染。因此，本研究设定等待的患者总数阈值 $\bar{q}$，即每个时段末系统中患者平均队长（包括服务中的患者和处于等待的患者）尽量不超过此阈值，一旦超出会产生相应的惩罚成本。每单位超阈值队长导致的惩罚成本记为 P^{pat}。同时，对为降低疫情暴发期的患者队长而从其他诊室借调来进行服务的医生，除考虑其工作时间成本外，还需考虑由于借调行为产生的借调成本。每名医生每日的借调成本记为 P^{phy}。本研究目标为，通过对医生排班加以优化，使得所有医生的总工作时间、医生总借调成本，以及患者排队超出阈值的总惩罚成本之和最小。需要强调的是，系统中患者排队队长具有随机性。本节通过控制平均队长（队长的期望值）对排队长度、服务质量等进行限制，是对问题的一种简化，也会产生一定的误差。考虑到时变环境中队长随机性精确表达的复杂性，以及医院运作管理的实际需求，通过和医院管理人员的讨论，采用以上平均队长表达约束，既能满足队长控制的实际要求，又对建模和计算进行了合适简化。

5.3.2　系统解析建模

基于对以上问题的定义，对发热门诊医生周排班问题建立数学模型。在模型中，记发热诊室医生总数为 M_1，每日可借调医生总数为 M_2。医生每天有 $k+1$ 种可选排班，即排班集合为 $\{0, 1, \cdots, K\}$，其中第 0 个可选排班为空排班，对应医生在当天休息，第 K 个可用排班为夜班排班。第 k 个排班覆盖的时间范围用二元参数 $\theta_{k,t}$ 表示，该参数仅当第 k 个排班覆盖第 t 个时间段时取 1，否则取 0。需要注意的是，每个排班可能包含一个或两个连续的工作班次。在定义了可选排班集合后，引入以下模型的决策变量：

$c_{d,m,k}$，0—1 变量，取 1 表示第 m 名医生在第 d 天选择第 k 个排班，否则为 0。

$h_{d,m}$，0—1 变量，取 1 表示第 m 名医生在第 d 天被借调，否则为 0。

$S_{d,t}$，表示第 d 天第 t 个时段配置的医生人数。

$q_{d,t}$，表示第 d 天第 t 时段末的期望排队队长。

$C_{d,t}$，表示第 d 天第 t 时段末超出阈值队长对应的惩罚成本。

T，表示一周内医生的总工作时间。

C^{pat}，表示一周内患者排队队长超出阈值带来的总惩罚成本。

C^{phy}，表示一周内借调医生产生的总借调成本。

建立医生周排班数学模型如下：

$$\min(P^{\mathrm{work}} \cdot T + C^{\mathrm{phy}} + C^{\mathrm{pat}}) \tag{5-1}$$

s.t.

$$C^{\mathrm{pat}} = \sum_{d=1}^{7} \sum_{t=1}^{24} C_{d,t} \tag{5-2}$$

$$C_{d,t} \geqslant (q_{d,t} - \bar{q}) \times P^{\mathrm{pat}}, \ 1 \leqslant d \leqslant 7, \ 1 \leqslant t \leqslant 24 \tag{5-3}$$

$$T = \sum_{d=1}^{7} \sum_{t=1}^{24} s_{d,t} \cdot \Delta \tag{5-4}$$

$$s_{d,t} = \sum_{m=1}^{M_1+M_2} \sum_{k=0}^{K} \theta_{k,t} \cdot c_{d,m,k}, \ 1 \leqslant d \leqslant 7, \ 1 \leqslant t \leqslant 24 \tag{5-5}$$

$$C^{\mathrm{phy}} = \sum_{d=1}^{D} \sum_{m=M_1+1}^{M_1+M_2} h_{d,m} \cdot P^{\mathrm{phy}} \tag{5-6}$$

$$\sum_{k=0}^{K} c_{d,m,k} = h_{d,m}, \ 1 \leqslant d \leqslant D, \ M_1 + 1 \leqslant m \leqslant M_1 + M_2 \tag{5-7}$$

$$\sum_{k=0}^{K} c_{d,m,k} = 1, \ 1 \leqslant m \leqslant M_1, \ 1 \leqslant d \leqslant 7 \tag{5-8}$$

$$s_{d,t} \geqslant 1, \ 1 \leqslant d \leqslant 7, \ 1 \leqslant t \leqslant 24 \tag{5-9}$$

$$\sum_{d=1}^{7} c_{d,m,0} \geqslant 1, \ 1 \leqslant m \leqslant M_1 \tag{5-10}$$

$$c_{d+1,m,0} \geqslant c_{d,m,K}, \ 1 \leqslant d \leqslant 6, \ 1 \leqslant m \leqslant M_1 \tag{5-11}$$

$$q_{d,t} = \mathrm{PSFFA}(q_{d,t-1}, \lambda_{d,t}, s_{d,t}) \tag{5-12}$$

$$c_{d,m,k} \in \{0, 1\}, \ \forall 1 \leqslant m \leqslant M_1 + M_2;$$

$$h_{d,m} \in \{0, 1\}, \ \forall M_1 + 1 \leqslant m \leqslant M_1 + M_2$$

$$q_{d,t}, \ C_{d,t}, \ T, \ C \geqslant 0; \ s_{d,t} \in \mathbb{N};$$

$$\forall 1 \leqslant d \leqslant 7, \ 1 \leqslant t \leqslant 24, \ 0 \leqslant k \leqslant K。$$

目标函数式(5-1)将最小化考虑惩罚成本的医生工作时间作为模型的决策目标。公式(5-2)将每时段队长惩罚成本求和以计算总惩罚成本。公式

(5-3)计算了每个时段队长惩罚成本,该惩罚成本与队长超出阈值的部分正相关;如果队长小于阈值,则无惩罚成本。结合公式(5-2)和式(5-3)即可得到总惩罚成本。公式(5-4)表示医生总工作时长为每个时段在工作的医生数之和。公式(5-5)考虑每名医生选择的排班是否包含当前时段,通过对其求和得到了每个时段在工作的医生数。公式(5-6)计算医生借调的总成本。公式(5-7)要求借调医生只有在被借调的情况下才能被安排排班。公式(5-8)表示每个发热诊室医生每天被安排一个排班计划。公式(5-9)约束每时段至少有一名医生在工作。公式(5-10)和公式(5-11)分别表示发热诊室医生每周至少安排一天休息,以及夜班之后必须在下一天休息。公式(5-12)表示通过逐点稳态流估计(pointwise stationary fluid flow approximation,PSFFA)计算得到每时段末队长,PSFFA(·)是系统中患者的队长计算公式,将在下一节详细介绍此公式计算方法。

5.3.3　队长计算以及模型线性化

随机时变排队系统的队长计算非常复杂,本研究利用逐点稳态流估计方法[121,122]实现对系统排队队长解析计算,记为公式 PSFFA(·)。逐点稳态流估计方法存在两个假设: ① 稳态队长可以被用来估计每时段末的排队队长; ② 每时段内服务掉的患者等于医生总服务能力乘以医生实际服务强度。具体地,对于发热门诊排队系统,对任一给定第 d 天的时段 t,给定该时段有 $s_{d,t}$ 名医生进行服务,时段起始时系统中有 $q_{d,t-1}$,假定时段结束时系统有 $q_{d,t}$ 人,用 $l_{d,t}$ 表示此时段内完成服务离开系统的人数,用 $\rho_{d,t}$ 表示医生在此时段内的实际服务强度,则有以下等式:

$$q_{d,t} = \frac{\dfrac{\rho_{d,t}^{s_{d,t}+1} \cdot s_{d,t}^{s_{d,t}}}{s_{d,t}! \left[1-\rho_{d,t}\right]^2}}{\displaystyle\sum_{i=0}^{s_{d,t}-1} \dfrac{\left[\rho_{d,t} \cdot s_{d,t}\right]^i}{i!} + \dfrac{\left[\rho_{d,t} \cdot s_{d,t}\right]^{s_{d,t}}}{s_{d,t}! \left[1-\rho_{d,t}\right]}} + \rho_{d,t} \cdot s_{d,t} \qquad (5-13)$$

$$l_{d,t} = \mu \cdot s_{d,t} \cdot \rho_{d,t} \cdot \Delta \qquad (5-14)$$

$$q_{d,t-1} + \lambda_{d,t} \cdot \Delta = q_{d,t} + l_{d,t} \qquad (5-15)$$

其中,公式(5-13)为稳态队长公式,其是在稳态假设下,排队系统中服务

强度 $\rho_{d,t}$ 与稳态队长 $q_{d,t}$ 之间的关系，简记为 $q_{d,t}=f_{d,t,s}(\rho_{d,t})$。公式 (5-14) 利用服务强度计算时段内服务掉的患者人数，公式 (5-15) 为 t 时段内的流平衡公式，公式左侧为时段开始时的队长加上时段 t 内到达的患者人数，公式右侧为时段内服务掉的患者人数和时段结束时剩余的队长，显然二者相等。联立公式 (5-13)～式 (5-15)，则可以解得第 d 天第 t 时段末的队长 $q_{d,t}$。但其中公式 (5-13) 为高度非线性的方程，给求解优化带来了困难。考虑到在服务者人数 s 给定的情况下，$q_{d,t}=f_{d,t,s}(\rho_{d,t})$ 是关于 $\rho_{d,t}\in(0,1)$ 的严格单调增的凸函数[123]，因此可以使用线性化方法近似该公式。

本研究采用最小误差面积线性化法，即利用原凸函数的若干条首尾相连的内割线来近似该函数，其近似误差用割线与原凸函数之间围成的面积表征。在给定割线总数的情况下，通过对确定割线分段点的选择，可以使得总误差面积最小。易证，误差面积最小即要求每个用以分段的端点都满足：端点斜率等于相邻两个端点连线的斜率。因此，若要在给定区间 $[a,b]$ 内通过 N 条内割线近似原凸函数，共有 $N+1$ 个分段点（含两端点，记为 $\{x_1,\cdots,x_{N+1}\}$），则可以给出最小误差面积内割线方程组如下：

$$f'_{\tau,s}(x_n)=\frac{f_{\tau,s}(x_{n+1})-f_{\tau,s}(x_{n-1})}{x_{n+1}-x_{n-1}},\ 2\leqslant n\leqslant N \qquad (5-16)$$

$$x_1=a,\ x_{N+1}=b \qquad (5-17)$$

式中共有 $N+1$ 个未知变量和 $N+1$ 个方程组，可以直接求解得到分段点。通过增大分段数 N，可以相应增加内割线近似凸函数的精度。数值测试表明，当 $N\geqslant10$ 时，该近似已经有非常高的精度。对第 d 天的第 t 个时段，记 s 名医生人数下第 n 条割线的斜率和截距分别为 $a_{s,n}$ 和 $b_{s,n}$。则有近似表达式：

$$q_{d,t}=\hat{f}_{d,t,s}(\rho_{d,t})=\max_{1\leqslant n\leqslant N}(a_{s,n}\cdot\rho_{d,t}+b_{s,n}),\ \text{if}\ \ s_{d,s}=s \quad (5-18)$$

根据问题性质，公式 (5-18) 可以转换为不等式组 (5-19)：

$$q_{d,t}\geqslant a_{s,n}\cdot\rho_{d,t}+b_{s,n},\ 1\leqslant n\leqslant N,\ \text{if}\ \ s_{d,t}=s \qquad (5-19)$$

此时公式 (5-14) 和公式 (5-19) 存在非线性元素 $s_{d,t}\cdot\rho_{d,t}$ 以及判别关系 $s_{d,t}=s$，因此，引入 0—1 变量 $y_{d,t,j}$ 对其线性化。变量 $y_{d,t,j}$ 取 1 表示第 d 天的第 t 个时段内，提供服务的医生人数为 j 个，否则取 0。根据其定义，有：

$$\sum_{j}^{M_1+M_2} j \cdot y_{d,t,j} = s_{d,t},\ 1 \leqslant d \leqslant 7,\ 1 \leqslant t \leqslant 24 \qquad (5-20)$$

$$\sum_{j}^{M_1+M_2} y_{d,t,j} = 1,\ 1 \leqslant d \leqslant 7,\ 1 \leqslant t \leqslant 24 \qquad (5-21)$$

此时,公式(5-14)可转换为:

$$l_{d,t} \leqslant \mu \cdot \rho_{d,t} \cdot j + bigM \cdot (1-y_{d,j,t}) \qquad (5-22)$$

$$l_{d,t} \geqslant \mu \cdot \rho_{d,t} \cdot j - bigM \cdot (1-y_{d,j,t}) \qquad (5-23)$$

其中 $bigM$ 为足够大的正常数。公式(5-19)可转换为:

$$q_{d,t} \geqslant a_{j,n}(\rho_{d,t}+y_{d,t,j}-1)+y_{d,t,j} \cdot b_{j,n},$$
$$1 \leqslant n \leqslant N,\ 1 \leqslant j \leqslant M_1+M_2 \qquad (5-24)$$

综上,可以得到医生排班的线性化模型如下:

目标函数(1)

s.t.

约束式(5-2)~式(5-11),式(5-15),式(5-20)~式(5-24)

$$c_{d,m,k},\ y_{d,t,j} \in \{0,1\},\ 1 \leqslant m \leqslant M_1+M_2,\ 1 \leqslant j \leqslant M_1+M_2;$$
$$h_{d,m} \in \{0,1\},\ \forall M_1+1 \leqslant m \leqslant M_1+M_2;$$
$$\rho_{d,t} \in (0,1);\ q_{d,t},\ C_{d,t},\ T,\ C \geqslant 0;\ s_{d,t} \in \mathbb{N};$$
$$\forall 1 \leqslant d \leqslant 7,\ 1 \leqslant t \leqslant 24,\ 0 \leqslant k \leqslant K.$$

5.4　发热诊室排班问题模型求解方法

对以上模型采用通用求解器求解难以在有限时间内得到高质量解,因此结合 Logic-based Benders 分解和列生成算法设计求解方法。其中 Logic-based Benders 方法将整体复杂问题分解为人员配置主问题和具体排班子问题,并迭代求解,将每轮迭代的结果以"最优 cut"的形式加入主问题中以提升求解质量。列生成算法针对其中具体排班子问题加以求解。两种方法结合将动态不断生成约束人员配置的 cut 行,以及对应备选排班的变量列,从而实现对问题的精确求解。总体算法框架如图 5-1 所示(其中浅灰色方框部分调用求解器完成)。

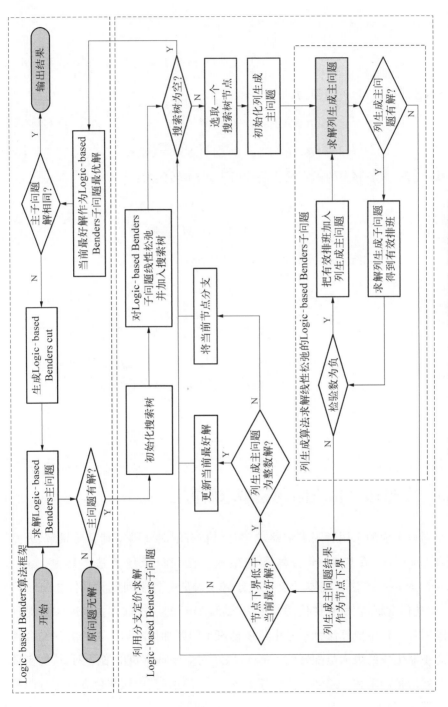

图 5-1 结合 Logic-based Benders 分解和列生成的算法框架

5.4.1　排班问题的 Logic-based Benders 分解

采用 Logic-based Benders 对整体模型分解，将原周排班问题分解为人员配置主问题（MP）和具体排班子问题（SP）。主问题 MP 主要考虑各时段最少需要医生的数量；子问题 SP 则确定每个医生的具体排班，即以主问题的最优人员配置解作为参数输入，安排每名医生的具体的上下班时间，来覆盖主问题给出的最少医生数量要求。在每轮迭代中，子问题的解将作为最优 cut 添加到主问题中，以持续改进主问题的求解结果。

5.4.1.1　Logic-based Benders 主问题

首先建立 Logic-based Benders 的主问题模型。主问题模型中保留医生数目配置相关的约束，包括队长阈值约束，患者流平衡约束和每时段最少医生数约束；删除了与每名医生具体排班相关的约束。对该模型求解可得到，在不考虑医生具体排班的情况下，最小化的目标函数值以及其每时段医生需求量。初始的主问题模型如下：

MP：目标函数（1）

s.t.　约束式（5 - 2）～式（5 - 4），式（5 - 9），式（5 - 15），式（5 - 20）～式（5 - 24）；

最优 cut 约束；

$$y_{d,t,j} \in \{0,1\}; \rho_{d,t} \in (0,1); q_{d,t}, C_{d,t}, T, C \geqslant 0; s_{d,t} \in \mathbb{N}$$
$$\forall 1 \leqslant d \leqslant 7, 1 \leqslant t \leqslant 24, 0 \leqslant k \leqslant K, 1 \leqslant j \leqslant M_1 + M_2$$

式中，"最优 cut 约束"是在 Logic-based Benders 算法迭代过程中产生并被加入主问题中的约束，将在 5.4.1.3 中展开介绍。观察以上主问题模型易知，因为在原排班模型基础上减少了部分约束，在未加入最优 cut 时，主问题的解是原问题的一个下界。

5.4.1.2　Logic-based Benders 子问题

在 Logic-based Benders 的每轮迭代中，求解主问题可以得到每个时段需要的医生数；给定 $\hat{s}_{d,t}$ 作为当前迭代轮次中主问题给出的最新的解中变量 $s_{d,t}$ 的取值，数值 $\hat{C}^{\text{pat}}$ 作为医生人员配置 $\hat{s}_{d,t}$ 所对应的总排队惩罚成本。有子问题如下：

SP：

$$\min(P^{\text{word}} \cdot T + \hat{C}^{\text{pat}} + C^{\text{phy}}) \qquad (5-25)$$

s.t.

$$T = \sum_{d=1}^{7} \sum_{t=1}^{24} \sum_{m=1}^{M_1+M_2} \sum_{k=0}^{K} \theta_{k,t} \cdot c_{d,m,k} \cdot \Delta \qquad (5-26)$$

$$\sum_{m=1}^{M_1+M_2} \sum_{k=1}^{K} \theta_{k,t} \cdot c_{d,m,k} \geqslant \hat{s}_{d,t}, \, 1 \leqslant d \leqslant 7, \, 1 \leqslant t \leqslant 24 \qquad (5-27)$$

约束式(5-6)~式(5-8)，式(5-10)~式(5-11)

$$c_{d,m,k} \in \{0,1\}, \, \forall 1 \leqslant d \leqslant 7, \, 1 \leqslant k \leqslant K, \, 1 \leqslant m \leqslant M_1+M_2$$

$$h_{d,m,k} \in \{0,1\}, \, \forall 1 \leqslant d \leqslant 7, \, M_1+1 \leqslant m \leqslant M_1+M_2 \text{。}$$

其中，约束式(5-26)表示全部医生总工作时计算方法。$\theta_{k,t} \cdot c_{d,m,k}$ 为 1 表示医生在 d 天 t 时段选择了 k 排班，并处于工作状态；否则取 0。其对排班 k 求和即可得到医生在 d 天 t 时段的工作状态；进一步，对医生和时段求和即为全部医生总工作时段数，乘以时段长度 Δ 即为总工作时间。约束式(5-27)表示子问题得到的排班方案在每个时段都需要能够满足主问题给出的医生人数要求。约束式(5-6)和式(5-7)是借调医生相关约束。约束式(5-8)、式(5-10)、式(5-11)是周排班问题中关于每名医生具体排班的约束，分别表示每名医生每天选择一个排班，每周至少休息一天，以及夜班次日必须休息。

5.4.1.3 Logic-based Benders cut

在 Logic-based Benders 的每轮迭代中，子问题的结果会被用以生成相应的 cut 并作为约束加入主问题中，以持续提升主问题解的质量。在某轮迭代中，给定主问题的结果为 $\hat{s}_{d,t}$，将 $\hat{s}_{d,t}$ 作为输入，得到子问题的最优解为 $T_{\text{SP}} + C_{\text{SP}}^{\text{phy}}$（特别地，如果子问题无解，则其值为正无穷）。其中，$P^{\text{work}} \cdot T_{\text{SP}} + C_{\text{ST}}^{\text{phy}}$ 的实际意义是，在每小时最少需要的医生数确定为 $\hat{s}_{d,t}$ 后，考虑医生具体排班的情况下，医生实际的总上班时间成本和总借调成本的最小值。则基于 Logic-based Benders 方法，可设计本轮迭代中产生的 cut 如下：

$$T + C^{\text{pyh}} \geqslant (T_{\text{SP}} + C_{\text{SP}}^{\text{phy}}) \Big(1 - \sum_{d=1}^{7} \sum_{t=1}^{24} (1 - z_{d,t})\Big) \qquad (5-28)$$

$$z_{d,t} \cdot bigM \geqslant s_{s,t} - (\hat{s}_{d,t} - 1) \qquad (5-29)$$

$$(z_{d,t} - 1) \cdot bigM \leqslant s_{d,t} - (\hat{s}_{d,t} - 1) \qquad (5-30)$$

式中,$z_{d,t}$ 为 0—1 辅助变量,其取 1 表示 $s_{d,t} \geqslant \hat{s}_{d,t}$,否则取 0;$M$ 为医生总人数。公式(5-28)所添加的 cut 的含义为,在之后迭代中主问题求解时,如果变量 $s_{d,t}$ 在每个时段取值都 $\geqslant \hat{s}_{d,t}$,则 $s_{d,t}$ 对应的实际总上班时间成本和借调成本 $P^{\text{work}} \cdot T + C^{\text{phy}}$ 大于等于 $\hat{s}_{d,t}$ 对应的实际总上班时间和借调成本 $P^{\text{work}} \cdot T_{\text{SP}} + C^{\text{phy}}_{\text{SP}}$。式(5-29)和式(5-30)表示当 $s_{d,t} \geqslant \hat{s}_{d,t}$ 时,$z_{d,t}$ 取 1;反之取 0。

进一步,Benders 的初始主问题显然是原问题的一个松弛问题;在此基础上,加入 cut 仅仅是补充考虑了部分人员配置下的实际排班时间下界,因主问题的解依然可以作为原问题的一个下界。同时,考虑到子问题的解 $T + \hat{C}^{\text{pat}} + C^{\text{phy}}$ 中,T 是 $\hat{s}_{d,t}$ 对应的实际排班的总时间,C^{phy} 是 $\hat{s}_{d,t}$ 对应的实际排班的总借调成本;在满足人员配置的情况下,该排班对应的总惩罚成本也必然不超过 $\hat{C}$,$\hat{C}$ 是 $\hat{s}_{d,t}$ 对应的实际排班的总惩罚成本的一个偏大估计。因此,子问题结果 $T + \hat{C}^{\text{pat}} + C^{\text{phy}}$ 是原问题的一个上界。随着迭代进行和解的质量提升,主子问题的目标值会收敛在同一值,即为原问题的最优解;此时,Benders 迭代终止。

5.4.2　针对 Logic-based Benders 子问题的列生成算法

在 Logic-based Benders 算法每轮迭代中都需要对其子问题求解,因此对子问题求解速度有较高要求。子问题求解每名医生每天的排班,是整数规划问题;且由于备选排班数目很多,造成求解难度较大。考虑到在备选排班中,最终构成最优排班的仅占很小的比例,因此适合采用列生成方法来进行求解。同时,考虑到列生成算法仅适用于大规模线性规划问题,将其嵌入分支定界框架以实现整数化。

5.4.2.1　分支定界框架

分支定界是求解整数规划的经典算法,一般围绕搜索树展开。其特点是通过求解树上每个节点对应的线性化问题得到节点的下界,通过分支将变量整数化。特别地,本节采用深度优先搜索,其优点是能更快发现整数解,且计算空间复杂度小。同时,考虑到分支搜索时经常面临的由于单变量分支导致的分支树不平衡问题,本节按照一组变量和进行分支;在每个需要继续分支的节点,选择医生,天数和时段的三元组(m, d, t)满足:

$$0 < \sum_{k=1}^{K} \theta_{k, t} \cdot c_{d, m, k} < 1 \qquad (5-31)$$

式$(5-31)$表示医生m在第d天的t时段是否上班存在不确定性,它可以被分支为$\sum_{k=1}^{K} \theta_{k, t} \cdot c_{d, m, k} \leqslant 0$和$\sum_{k=1}^{K} \theta_{k, t} \cdot c_{d, m, k} \geqslant 1$两个子节点;前者表示该医生在此时段必然不上班,后者反之。如果有多个三元组(m, d, t)满足公式$(5-31)$,则选择其中$\sum_{k=1}^{K} \theta_{k, t} \cdot c_{d, m, k}$数值最接近$0.5$的来分支。注意到:根据公式$(5-7)$,当变量$c_{d, m, k}$都为整数时,变量$h_{d, m}$也必然为整数,因此不需要专门考虑针对$h_{d, m}$的分支策略。在确定了分支策略后,问题转化为如何高效确定每个节点的下界,即求解线性松弛后的 Logic-based Benders 子问题。

5.4.2.2 列生成主问题

列生成方法被用以高效求解每个节点上$c_{d, m, k}$松弛为线性变量后的 Logic-based Benders 子问题。松弛后的 Logic-based Benders 子问题(Relax SP)是一个大规模线性规划问题,以分支定界的根节点为例,该问题如下:

Relax SP:目标函数(25)

s.t.
$$C^{\text{phy}} = \sum_{d=1}^{D} \sum_{m=M_1+1}^{M_1+M_2} \sum_{k=0}^{K} c_{d, m, k} \times P^{\text{phy}} \qquad (5-32)$$

$$\sum_{k=0}^{K} c_{d, m, k} \leqslant 1, \ 1 \leqslant d \leqslant 7, \ M_1 + 1 \leqslant m \leqslant M_1 + M_2 \qquad (5-33)$$

约束式$(5-8)$,式$(5-10)\sim(5-11)$,式$(5-26)\sim(5-27)$。

$$0 \leqslant c_{d, m, k} \leqslant 1; \ \forall 1 \leqslant d \leqslant 7, \ 0 \leqslant k \leqslant K, \ 1 \leqslant m \leqslant M_1 + M_2$$

其中,式$(5-32)$结合了式$(5-6)$和式$(5-7)$,计算了借调医生的总借调成本。式$(5-33)$约束每个借调医生最多选取一个备选排班。对该问题进行 Dantzig-Wolfe 分解,得到初始阶段,列生成的限制主问题 CG - RMP 如下:

CG‑RMP：

$$\min(T + \hat{C}^{\mathrm{pat}} + C^{\mathrm{phy}}) = \sum_{d=1}^{7} \sum_{t=1}^{24} \sum_{m=1}^{M_1+M_2} \sum_{k \in K_{d,m}} \theta_{k,t} \cdot c_{d,m,k}$$
$$+ \sum_{d=1}^{D} \sum_{m=M_1+1}^{M_1+M_2} \sum_{k=0}^{K} c_{d,m,k} \times P^{\mathrm{phy}} + \hat{C}$$

$$(5-34)$$

s.t.　　约束式(5‑8)、式(5‑10)～式(5‑11)、式(5‑27)、式(5‑33)

$$0 \leqslant c_{d,m,k} \leqslant 1,\ 1 \leqslant m \leqslant M_1+M_2,\ \forall 1 \leqslant d \leqslant 7,$$
$$k \in K_{d,m},\ K_{d,m}=\{0,\ K,\ K+1\}$$

其中，$K_{d,m}$ 表示医生 m 在第 d 天的备选排班方案集合；排班方案 ϕ_{K+1} 表示满排班，满排班作为一个在初始阶段保证 CG‑RMP 有可行解的虚拟排班，它满足 ① 选择该排班的医生全天所有时段都处于上班状态，② 该排班对应的成本是一个极大值。随着迭代进行，满排班会被排除在最优解外。列生成初始时，每天每名医生的可选排班集合 $K_{d,m}$ 中只包含了空排班、夜班和满排班，即 $K_{d,m}=\{0,\ K,\ K+1\}$。公式(5‑34)对应上文公式(5‑25)、式(5‑26)和式(5‑32)。

5.4.2.3　列生成子问题

通过 Dantzig‑Wolfe 分解，CG‑RMP 对应多个列生成子问题 CG‑$\mathrm{SP}_{m,d}$。每个子问题为医生 m 在 d 天的工作生成一个有效的备选排班方案。这里的"有效"包含两重含义：首先该排班可行；同时，该排班在 CG‑RMP 中验得的检验数为负值。检验数为负表示，把该排班加入对应的可选排班集合 $K_{d,m}$ 将使得 CG‑RMP 的结果更优。下面具体介绍子问题 CG‑$\mathrm{SP}_{m,d}$ 及其求解算法。

定义 CG‑$\mathrm{SP}_{m,d}$ 的决策变量为 0—1 变量 e_t，它取 1 表示目标排班将在第 t 个时段处于工作状态。问题目标是最小化排班对应的检验数，该检验数表达式如下：

$$\begin{cases} \min\sum_{t=1}^{24} (\Delta \cdot P^{\mathrm{work}} \cdot e_t - \beta_{d,t} e_t) - \gamma_{d,m} & \mathrm{if}\quad 1 \leqslant m \leqslant M_1 \\ \min\sum_{t=1}^{24} (\Delta \cdot P^{\mathrm{work}} \cdot e_t - \beta_{d,t} e_t) - \gamma'_{d,m} + P^{\mathrm{phy}} & \mathrm{if}\quad M_1+1 \leqslant m \leqslant M_1+M_2 \end{cases}$$

$$(5-35)$$

式中参数 $\beta_{d,t}$ 为 CG - RMP 中公式(5 - 27)的对偶变量，$\gamma_{d,m}$ 为公式(8)的对偶变量，$\gamma'_{d,m}$ 为公式(5 - 33)的对偶变量。因为新加入 $K_{d,m}$ 的排班必然是白班排班，因而有 $e_t = 0$，$\forall\ 17 \leqslant t \leqslant 24$。因此，求解最小检验数式(5 - 35)的关键是求解：

$$\min \sum_{t=1}^{16} (\Delta \cdot P^{\text{work}} \cdot e_t - \beta_{d,t} e_t) \tag{5-36}$$

同时，CG - SP$_{m,d}$ 中的白班排班需要满足：

(1) 每名医生每天最多进行两个班次的上班。

(2) 每个班次包含连续的 p 个时段，$p_{\min} \leqslant p \leqslant p_{\max}$。

(3) 如果一名医生一天内要上两个班次，班次间隔时段数不小于 p_{gap}。

(4) 每名医生每天最大上班总时长 p_{total}。

因此，CG - SP$_{m,d}$ 可以被视为一个带资源约束的最短路问题，动态规划是求解此问题的高效方法。动态规划算法设计如下：由目标函数可知，当一个时段 t 被安排在排班中，即 $e_t = 1$，对目标的贡献为 $1 - \beta_t$。记价值函数 $v(u, w, r)$ 表示：从 u 时段开始到 16 时段(可安排白班的最后一个时段)结束，包含 w 个班次和 r 个上班时段，可得到的最优目标值。取得如下动态规划的 Bellman 方程：

$$v(u, w) = \min\Big\{ v(u+1, w, r),$$
$$\min_{p_{\min} \leqslant p \leqslant \min(p_{\max}, r)} \Big[v(u + p + p_{\text{gap}}, w-1, r-p) + \sum_{t=u}^{u+p-1} (1 - \beta_{d,t}) \Big] \Big\} \tag{5-37}$$

对公式(5 - 37)解释如下：在考虑价值函数 $v(u, w, r)$ 时，若不选择时段 u 作为一个新班次的开始，最优目标值等于 $v(u+1, w, r)$；若选择时段 u 作为一个新的连续上班班次的开始，则最优目标值为 $\min_{p_{\min} \leqslant p \leqslant \min(p_{\max}, r)} \Big[v(u + p + p_{\text{gap}}, w-1, r-p) + \sum_{t=u}^{u+p-1} (1 - \beta_{d,t}) \Big]$；显然，对这两者求小值即得 $v(u, w, r)$。进一步，对其中较复杂的 $\min_{p_{\min} \leqslant p \leqslant \min(p_{\max}, r)} \Big[v(u + p + p_{\text{gap}}, w-1, r-p) + \sum_{t=u}^{u+p-1} (1 - \beta_{d,t}) \Big]$ 展开解释：p 表示从时段 u 开始的班次长度，$\sum_{t=u}^{u+p-1} (1 - \beta_{d,t})$ 通过对该班次所

有时段的 $(1-\beta_{d,t})$ 求和得到该班次对目标值的贡献，$v(u+p+p_{\text{gap}},$ $w-1,r-p)$ 表示除该班次及其之后必需的班次间休息外，其余时段内安排其余班次得到的最优价值函数。$\min\sum_{t=1}^{16}(e_t-\beta_{d,t}e_t)$ 的最优目标值为 $\min_{1\leqslant r\leqslant P_{\text{total}}}\{v(1,1,r),v(1,2),r\}$；其对应的检验数则是 $\text{CG}-\text{SP}_{m,d}$ 问题的最小检验数。进而，该最小检验数所对应的排班就是 $\text{CG}-\text{SP}_{m,d}$ 得到的有效备选排班方案。

通过迭代列生成主子问题，在可选排班集合 K_d 中不断加入有效备选排班，直到没有检验数为负的有效排班存在，此时列生成主问题 $\text{CG}-\text{RMP}$ 的最优解即为该节点上松弛后的 Logic-based Benders 子问题的最优解。

5.5　发热诊室排班优化案例

该算例来源于新发急性呼吸道传染病疫情期间上海市某大型医院的发热门诊。该发热门诊在疫情期间一般采取三班倒医生排班，即在 $7:00\sim15:00$ 和 $15:00\sim23:00$ 各安排 4 名医生上白班，$23:00\sim$ 次日 $7:00$ 安排 2 名医生上夜班，每周总排班时间 560 h。观察每天的患者到达率数据，呈现显著的波峰、波谷现象：在 $9:00$ 和 $21:00$ 左右患者到达率处于高峰，而在下午和凌晨均为低谷。在目前三班排班模式下，高峰期患者排队较长。数值实验中，首先使用疫情稳定期医院发热门诊的实际患者到达率数据，对比算法优化得到的排班与医院排班区别，验证算法在控制患者队长和降低医生总工作时间方面的有效性。进一步，采用更高的患者到达率数据，体现疫情严重期间的情况并验证算法效果。数值实验在 3.7 GHz CPU 运行，数学规划使用 Cplex 12 求解，仿真使用 Anylogic 实现。算法相关参数设置如表 5-1 所示。

表 5-1　参数设置

参数	取值	含　义
M_1	10	发热诊室医生数(人数)
M_2	2	每日最大借调医生数(人数)
μ	5.911 3	医生服务速率(人/h)

续　表

参数	取值	含　义
p_{min}	5	每个班次最小时长(h)
p_{max}	8	每个班次最大时长(h)
p_{gap}	2	一名医生两个相邻班次之间最小间隔时段(h)
p_{total}	10	医生每天最大上班时间(h)
q_{thre}	15	防止感染的队长阈值(人数)
P^{work}	1	医生每小时上班的时间成本
P^{pat}	10	队长超过阈值的单位惩罚成本
P^{phy}	2	每名医生每日的借调成本

5.5.1　针对 Logic-based Benders 子问题的列生成算法

5.5.1.1　算法结果和求解器结果对比

采用医院 6 周实际数据进行数值实验。使用提出的结合 Benders 分解和列生成的算法对每个算例加以求解,得到对应的医生排班结果。同时使用 Cplex 求解器直接对周排班模型进行求解以作对比。由于问题复杂求解难度很大,很多算例求解器结果较长时间无法得到最优解,因此对 Cplex 设定最大求解时间 3 h。表 5-2 显示了本节算法和求解器的求解结果信息。在算法结果部分,"工作时间"列表示算法结果对应的全部医生上班时间及其惩罚成本;"迭代次数""求解时间"两列分别表示 Logic-based Benders 方法的迭代次数和算法的总计算时间。在求解器结果部分,"求解结果""GAP""计算时间"列分别表示使用求解器求解得到的最优结果,求解器给出的结果上下界 GAP 值,以及得到该结果所需的总计算时间。因为所有案例上求解器结果均未收敛,其计算时间被截断于 3 h。

表 5-2　疫情稳定期的医生排班计算结果

算例	结合 Benders 分解和列生成的算法结果			求解器计算结果		
	工作时间	迭代次数	计算时间/s	求解结果	GAP	计算时间/s
算例 1	516	150	2 138	522	9.32%	3 600×3
算例 2	510	179	3 055	519	11.28%	3 600×3

续　表

算例	结合 Benders 分解和列生成的算法结果			求解器计算结果		
	工作时间	迭代次数	计算时间/s	求解结果	GAP	计算时间/s
算例 3	495	77	2 051	495	12.15%	3 600×3
算例 4	517	117	2 260	529	9.25%	3 600×3
算例 5	515	55	869	519	8.62%	3 600×3
算例 6	528	144	1 867	541	11.92%	3 600×3
均　值	509.5	120.3	2 040	520.8	10.42%	3 600×3

表 5 - 2 结果显示本章节算法得到的医生周排班方案,在工作时间上均优于目前排班。本章节算法对 6 个算例求解结果,其平均每周工作时间为 513.5 h,比医院目前采用的排班工作时间 560 h 降低了 8.30%;第 3 个算例求解得到的医生排班工作时间最少,共计为 495 h,比医院的排班降低了 11.61% 的医生工作时间。同时,在表 5 - 2 中未具体展示的是,算法结果中队长惩罚成本和医生借调成本均为 0;即按照本节提出的队长计算方法,利用发热门诊已有医生,即可以有效控制全部算例的队长,使每个时段末队长均小于限定的阈值。此外,全部算例的平均算法求解用时约 30 min,最大计算用时约 50 min;而调用求解器求解大部分算例 3 h 无法收敛,仅在一个算例(下表算例 3)达到最优。以上结果显示本节算法可以在合理时间内得到高质量的医生排班,排班结果适用于实际的发热门诊系统,可以在不增加医生工作负荷的情况下更好地控制患者排队队列长度。

5.5.1.2　算法结果和医院排班方案对比

进一步利用 Anylogic 仿真将本章节算法排班方案与医院的目前排班方案的排队队长进行了比较。选取算例 1 为例,图 5 - 2 显示在目前医院的三班倒排班模式下,每天的 9:00 左右的高峰期和 21:00 左右的高峰期,有可能出现患者排队队长超过阈值现象。在算例 1 中最大队长达到了接近 30 人的峰值,增加了疫情传染风险。而在应用算法排班的情况下,尽管在每天的高峰期患者排队队长依然有所增加,但不会超过队长阈值限制。从图 5 - 2 中可以看出,算法排班下,每天往往存在多个队长高峰,将服务压力分散在了全天各个时段。

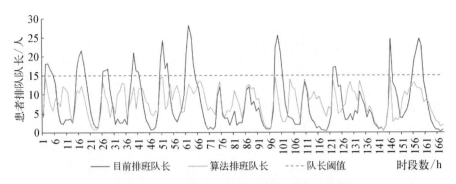

图 5-2 算法排班和目前排班的患者排队队长

进一步,图 5-3 以算例 1 为例,展示本章节算法得到排班和医院排班的人员配置与患者到达率的对应图。图 5-3 显示算法得到的排班人员配置比医院采用的排班更有柔性,与患者到达率有更好的匹配。例如本章节算法的排班方案下,针对第二天 8:00—11:00 以及 20:00—23:00 的患者到达率高峰期,给出了更充分的医生人员配置;而在该日 13:00—17:00,针对患者到达率较低的情况,算法排班配置的医生人数也相应减少。医院的三班模式则不能很好地应对患者高度时变的到达率。同时,我们注意到,算法给出的最优医生配置数量,其变化略滞后于患者到达率的变化,医生数目高峰比较患者到达率高峰有一定的延迟。

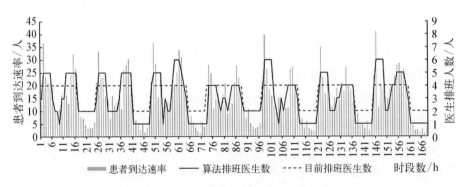

图 5-3 医生人员配置与患者到达速率对比

5.5.2 高患者需求情况下的排班结果

进一步研究在疫情严重期间,面对更加高的患者服务需求,进行医生排班的求解结果。此部分数值实验中患者到达速率基于前一节更大。面对此数据,简单的三班排班不能得到合理队长,算法排班也不能保证每时段队长都能低于阈值,需要在医生服务时间,医生借调成本和排队惩罚成本之间进行平衡。首先对每个算例用本章节算法求解,得到的结果如表 5－3。

表 5－3　面对疫情严重高患者需求的医生排班结果

算　例	排班时间	借调成本	惩罚成本	迭代次数	求解时间/s
算例 7	615	10	8.98	291	3 671
算例 8	616	8	1.85	101	1 680
算例 9	592	6	0.43	446	5 322
算例 10	636	10	47.90	324	4 206
算例 11	632	8	2.37	112	1 860
算例 12	654	12	42.11	259	3 719
均　值	624.17	9.00	17.28	255.5	3 409.67

如表 5－3 所示,对 6 个数据算法排班的平均医生工作时间为 624.17 h,平均医生借调成本为 9.00,队长超出的惩罚成本的平均值为 16.91。这说明为了面对严重疫情和高的患者需求,必须增加医生的工作时长并借调医生,并且此时仍无法保证队长始终低于阈值。从算法计算时间来看,对全部算例的运行平均用时56 min,最大用时不超过 89 min,这表明在高患者到达率下算法求解效率依然保持在较高水平。进一步,图 5－4 以算例 7 为例,展示仿真得到算法排班的患者队长。图 5－4 显示每天最多仅有一个时段排队队长超过阈值,超出队长阈值最大为 0.61。这表明即使在疫情严重期间,面对很高的患者需求,本节提出方法依然可以通过灵活排班和借调医生对患者排队队长加以合理控制。

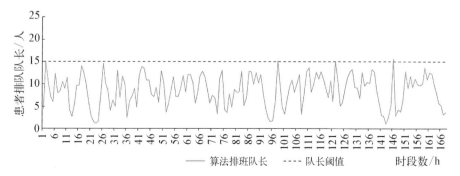

图 5－4　疫情严重期算法排班排队队长

5.5.3　案例总结

本案例以上海某大型医院发热门诊为背景,研究了新发急性呼吸道传染病疫情期间医院发热门诊的医生排班问题。发热门诊是抗疫第一线,而医生是发热门诊中最关键的资源,医生排班是发热门诊运作管理中的重要问题。针对医院发热门诊存在的患者到达率高度时变且不确定的特点,对科学柔性的医生排班方式进行探究,并考虑了医生借调的情况。首先对本问题构建了数学模型,并对患者排队队长进行了解析计算。为了对复杂的排班数学模型进行高效求解,提出了结合 Benders 分解和列生成的算法。算法采用 Logic-based Benders 分解,将问题拆分为人员配置主问题和具体排班子问题,进行整体的迭代求解;针对其中的子问题,利用列生成算法求解以提高求解效率。基于医院数据的计算实验表明,所使用算法可以在合理时间内求解得到高质量的解。与医院目前采用的排班相比,无论在医生总工作时间或是患者队长控制上都有较大优势。同时,针对疫情严重高患者需求的数据,本节提出的算法也能求解得到有效的医生排班和借调计划,对患者队长加以合理的控制。

第**6**章　新发急性呼吸道传染病大流行期间特大型临时医疗救治点运作管理方法

2019 年底,新发急性呼吸道传染病迅速成为全球最紧迫的公共卫生危机之一。其不仅对全球经济、政治和社会产生了深远影响,更在医疗资源和管理方面带来了前所未有的挑战。这一挑战不仅考验了全球医疗资源是否充足与如何分配,更考验了现有医疗管理模式在面对大范围疫情时的应对能力。这一全球性的危机提醒我们,面对疫情时有效的医疗资源管理模式至关重要,不仅为了应对当前的疫情,更为未来可能出现的其他公共卫生危机做好准备。

6.1　临时医疗救治点定义

临时医疗救治点,通常是指在突发公共卫生事件、自然灾害或其他紧急情况下,为应对大量受伤或患病的人群而特设的临时医疗场所。临时医疗救治点的设立通常会考虑到地点选择、医疗资源配置、流程管理等多个方面,以确保患者得到及时和有效的医疗救治。一般会将体育场馆和展览中心等公共场所改造成医疗保健设施,建立大型临时医院,同时提供医疗、疾病监测、食物、住所和社会活动,将患者与家人和社区隔离。因其具备医疗救援功能、机动性、快速展开的特点,能够在突发公共卫生事件处置中发挥独有的优势作用[124]。考虑到未来紧急医疗救治、生活保障等方面的需求,需要从制订预案到执行方案,进一步推进临时医疗救治点功能的模块化。同时,针对不同规模人群、致伤或致病原因、医疗承载能力、场馆基础设施的情况,应对不同突发公共卫生事件的应急处置任务,做到科学、可持续发展的"平战结合",需要形成一套完整的应急方案。

6.2　特大型临时医疗救治点的分类

近年来,结合我国城市医疗制度及传染病诊疗现况,在应对重大疫情时,可紧急启用的医疗场所包括传染病医院、改建的综合医院及特大型临时医疗救治点等。综合医院及传染病医院具备完善的医疗设施设备和医疗流程,但床位数少、可扩展空间小。特大型临时医疗救治点则由较大面积的建筑改建而来,床位数量密度弹性较大,在突发公共卫生事件时可短时接纳大批量患者,具有优势。由于特大型临时医疗救治点功能定位是满足最基本的医疗需求,兼顾快速应对紧急医疗事件,其内置结构相对单一,床位医护配比较低,医疗仪器设备、药品及耗材较为简单。因此,为应对突发公共卫生事件,建设临时医疗救治点,同时采用"平战结合"管理模式是较为科学且实际的方案[125]。特大型临时医疗救治点可分为新建类特大型临时医疗救治点和改建类特大型临时医疗救治点两种类型。对于不同类型的特大型临时医疗救治点,在满足其相似医疗服务特点的同时,有着不同的规划与设计方向。

6.2.1　新建特大型临时医疗救治点

新建类特大型临时医疗救治点主要以模块化结构体为建造单元,通过对单元模块进行组装拼接,增设内隔墙、围护结构及机电设备,并对室外场地进行平整处理,形成具备满足特大型临时医疗救治点使用要求的临时救治场所,主要包含集装箱、帐篷等建筑类型。

6.2.2　改建类特大型医疗救治点

改建类特大型临时医疗救治点主要是对既有建筑进行改建,通过在既有建筑内部搭建隔断、对原机电系统进行改建或增加设置、在室外场地增设配套用房、对现状室外市政设施、场地内道路、人员和物资出入口等设施进行改建、加建处理,将既有建筑改建为具备满足特大型临时医疗救治点使用要求的临时救治场所,主要包含对体育馆、会展中心、物流仓储建筑、办公建筑、工业厂房建筑等类型的既有建筑进行改建[126]。

以改建类特大型临时医疗救治点为主,本研究团队分别对 7 500 床、

15 000 床、49 200 床的特大型临时医疗救治点的建设与管理进行了研究。临时医疗救治点的建设应遵照"安全性、应急性、合理性、可逆性、实操性、人性化"六大原则进行。救治点应充分利用场地空间，并结合主导风向划分功能区域，形成符合院感控制要求的"三区两通道"布局："三区"为污染区、半污染区、清洁区；"两通道"为医务与工作人员通道和患者通道。

污染区主要为患者收治区域，分为病床区、医护区和辅助配套区，设置住院、治疗、患者出入院处置、医疗废弃物暂存、污水处理设备等功能用房和机电设备用房及设施。医护区宜设置护士站、治疗室、处置室、紧急抢救治疗室、库房、备餐间、开水间、污洗间、垃圾暂存等用房。

半污染区是医护人员临时休息、工作、等候、物资临时存放的区域，须根据使用人数合理设置厕浴、用餐、休息和办公及库房。可根据场地条件，选择既有建筑或室外搭建解决。其连接污染区的出入口处应分别设置人员以及物资进出的卫生通过室。

清洁区主要功能为工作人员指挥、办公和住宿，主要设置指挥中心、相应办公室、辅助功能房间及洁物仓储。同时，根据条件，提供工勤人员值班、住宿和卫浴房间。清洁区离污染区宜大于 30 米，且位于其上风向方向。

三区应在建筑内或场地上设置实体物理隔断。设置的实体隔断不应影响消防通道的使用。隔断处应设警戒线及明显警示标志，防止不同区域人员误入其他分区，造成交叉感染。出入口要求：特大型临时医疗救治点宜设多个出入口来组织特大型临时医疗救治点的各种流线，包括医务人员及物资出入口、患者出入口、医疗废弃物出口。医务人员及物资出入口宜远离患者出入口和医疗废弃物出口。流线组织要求应结合现场条件，合理规划医务人员、物资供应、患者转运及污物外运 4 种流线，确保出入有序，互不干扰。在场地上通过的流线应设置风雨连廊和橡胶地垫，供人员便利通行。

6.3　特大型临时医疗救治点的组织架构和管理体系

特大型临时医疗救治点有别于常规医疗机构，以本轮新发急性呼吸道传染病疫情防控为例，启用特大型临时医疗救治点作为我国公共卫生防控与医疗的一项重大举措，短时间内大大加快了感染者的收治力度，为实现感染者隔离，有效阻断疫情扩散，尽早实现社会面清零发挥了重大作用。

特大型临时医疗救治点的启用为服务及应对各种突发灾害下大量并迅速激增伤病员的救治情况，须组建快速、架构明晰、行动有力。其组织管理架构主体主要考虑到综合指挥协调、医疗护理支持、感染防控、物资保障、信息系统支持、宣传等的构建，并为实现不同场景及不同诊治阶段的功能特点，实现组织构架及人力资源方面的动态调整。

6.3.1 组织架构及责任分工

特大型临时医疗救治点的组织架构主要分成两层：最上层为总指挥，下层为运行主导方和承建单位，二者服从总指挥规划。

总指挥由属地卫生行政管理部门担任，统筹并组织特大型临时医疗救治点的规划、建立及运行指导。

主导运行由属地派出和外地支援医疗队共同担任。由属地卫生行政管理部门指定本地的一家医院作为特大型临时医疗救治点托管单位，承担特大型临时医疗救治点的管理责任，并指派一名院级领导担任特大型临时医疗救治点院长。入驻特大型临时医疗救治点工作各省市级医疗队各指派领导一名担任副院长。各队长单位应分别派出综合协调、医疗、护理、院感、后勤管理人员等参与医院管理。

承建单位由属地卫生行政管理部门确定，负责特大型临时医疗救治点的基础建设，制订服务保障工作方案，确保后期运维，并指派承建单位一名领导担任特大型临时医疗救治点副院长，参与对接医院日常管理工作。

6.3.2 管理体系

6.3.2.1 领导小组

特大型临时医疗救治点应成立领导小组，统筹负责特大型临时医疗救治点运行与管理工作，下设工作组负责具体工作。

6.3.2.2 综合组（管理小组）

设组长1名（特大型临时医疗救治点院长），副组长及组员若干名，包括属地卫生行政管理部门委派联络人、各医疗队队长、承建单位领导及相关主要工作人员等。下设秘书处，由各队联络员组成。

负责特大型临时医疗救治点运行方案制订、流程确定、总体分工和协调、各类信息的收集、公示和上报、患者转运对接与协调、行政人员排班及运行问题的及时协调处理。

6.3.2.3　医疗组

含医疗救治组、中医药治疗组、心理干预组、医疗专家巡查组、转运专班和药事组、医技组,具体职责见表 6-1。

表 6-1　医疗组细分职责

小　组	职　　责
医疗救治组	制订医疗方案、相关核心制度及流程、医务人员信息汇总、排班及管理
中医药治疗组	制订中医药医疗方案、相关核心制度及流程、中医医务人员信息汇总、排班及管理
心理干预组	制订心理干预方案、相关流程、心理科/精神科医务人员信息汇总、排班及管理等,定期对患者及工作人员进行心理疏导
医疗专家巡查组	患者转院的判定,以及出舱患者的审核。对于有合并症患者、疑难病例等通过巡诊或组织多学科会诊,提出诊疗方案,给予指导性意见
转运专班	患者入院、转院、出院等相关转运事项对接
药事组	特大型临时医疗救治点药事相关事宜
医技组	特大型临时医疗救治点包括 CT、数字化 X 线摄片、B 超等影像检查及血常规、血生化等检验

6.3.2.4　护理组

设组长 1 名(特大型临时医疗救治点托管单位护理部负责人),副组长若干名(特大型临时医疗救治点各医疗队护理部负责人),下设秘书处。

负责患者的生活护理、用药治疗、康复护理及健康宣教,以及病区医疗物资管理。

6.3.2.5　感控组

设组长 1 名(特大型临时医疗救治点托管单位感控负责人),副组长、组员若干名(特大型临时医疗救治点各医疗队感控负责人),可根据工作需要下设秘书若干。

负责统筹特大型临时医疗救治点运行期间感染预防与控制工作;负责特

大型临时医疗救治点全院区隔离封闭管理及院区分区、流线管理工作；负责感染防控工作方案、相关制度、流程及应急预案的制订与落实；负责所有进舱人员、管理人员及后勤保障人员的培训、健康监测、核酸检测等工作中的感染控制及数据统计工作；负责特大型临时医疗救治点运行期间的环境清洁消杀、物表采样、医疗废物管理的监管工作；负责患者转运车辆、医务人员班车、院内各种物资转运工具的消杀指导工作；负责驻地的感染防控管理工作；负责感控风险点排查及整改落实工作，负责完成领导小组交办的其他事项。

6.3.2.6　保障组

设组长1名（特大型临时医疗救治点托管单位后勤保障负责人），组员若干名（特大型临时医疗救治点各医疗队及后勤保障承接单位负责人），下设秘书处。含医疗物资保障小组、生活物资保障小组、交通住宿保障小组、安全保障小组、环境保洁小组、信息保障小组（见表6-2）。

表6-2　保障组职责

分　　组	职　　责
医疗物资保障小组	医疗物资调配、发放
生活物资保障小组	生活物资调配保障、餐饮保障
交通住宿保障小组	交通住宿保障
安全保障小组	安全保障协调
环境保洁小组	环境清洁消杀及医疗废物处理、无害化排污等工作
信息保障小组	医疗收治相关信息建设和保障

负责统筹组织城管、消防、公安、应急、生态环境、卫生等部门，建立多部门联动机制，负责设备设施保障及消防治安、医疗及生活物资的调配、环境清洁消杀及医疗废物处理、无害化排污等工作。全力保障特大型临时医疗救治点正常运行。

上述组织架构和管理体系是特大型临时医疗救治点基本必备的内容，可以保障特大型临时医疗救治点的基本运行。然而，大型和特大型临时医疗救治点都有多支医疗队共同入驻参与医疗服务，原先不同的医疗习惯必然会影响到整个特大型临时医疗救治点的同质化管理和标准化运行。因此，在实际运行管理中需要增设一些机制,真正支持相关制度的落实。

6.4　特大型临时医疗救治点的管理

特大型临时医疗救治点是应对突发公共卫生事件的强有力手段,在急性传染病大流行发生时,承担了快速救治大批量患者的艰巨任务,各方面的管理面临极大挑战。但救治点的建设始终应该以患者为中心,以制度为框架,以规范为准则,以安全为底线,以质量为目标,结合智能化手段,持续探索与完善各项管理体系。提升医护质量,优化运行模式。下面将从人力资源、医疗安全、护理、院感和数据等几个方面对管理模式进行分析。

6.4.1　人力资源管理

特大型临时医疗救治点是在遂行突发公共卫生事件救援任务中,能够快速出动、快速展开、快速撤回的模块化医疗救治单元。特大型临时医疗救治点的快速机动部署需要以合理的人力资源配置及管理作为基础。根据任务性质的不同,需要对各类工作人员进行机动编组,以快速形成医疗救治能力。

6.4.1.1　人力资源配置

(1)医护人员:按照床护比接近 1∶0.2、医(含中医医师,下同)护比接近 1∶5 的原则配备医护人员。

(2)感控人员:依据实际需求配备足量感控人员,包括核酸采样岗、污染区通道督导岗、清洁区通道督导岗、感控巡查岗、感控培训岗等,以确保每班次每个通道内外各 1 名感控督导人员,每班次每舱 1 名感控巡查人员。

(3)保障人员:配备物资护士,办公室护士若干,后勤保障人员若干。每 100 张床位每班次配备 1 名保洁员,每班次配备 2 名公安民警和 1 名消防队员轮流执法。

(4)信息保障人员:为加强大型特大型临时医疗救治点的信息化建设,确保病史系统、医嘱、检验检测项目等项目的开发搭载及运维,须加强信息科人力资源的配备。

(5)管理人员:特大型临时医疗救治点筹建时间短、任务重、医疗队伍来源广,需加强医疗管理,可参考《上海市特大型临时医疗救治点运行管理指南

（试行）》设置相应管理部门（见表6-3）。

表6-3　特大型临时医疗救治点人力资源配置表

人员类别	配置比例	备　　注
医生	1床：0.04人	涵盖各学科
护士	1床：0.2人	另配备物资护士、办公室护士
院感人员	督查岗每通道：2人 巡查培训岗2～4人 工作人员核酸采集岗2～4人	
管理人员	设综合组、医疗组、护理组、院感组、后勤保障组等，各组4～8人	各医疗队建立联络人
后勤保障人员	保洁岗1床：0.01人	
公安、消防	1床：0.01人	

6.4.1.2　人力资源管理

建立特大型临时医疗救治点联合工作组，联结点内各医疗队共同协商、凝聚共识、步调一致、快速落实，进一步提升医疗管理工作效率，实现科学施策、分类救治、安全管理、高效运转。

1）人员培训

针对特大型临时医疗救治点规模大、支援医疗队来源多、后勤保障服务人员杂的特点，需开展落实标准化岗前培训。由联合医疗组制订医疗工作手册，联合护理组制订护理工作手册，联合院感组制订院感工作手册。各部门联合工作组梳理明晰流程制度后，负责牵头开展并落实各项制度，培训形式可以线上＋线下相结合。培训后，各医疗队联络员进一步查漏补缺员工培训内容，确保所有临时救治点内的工作开展统一遵循以上各工作手册。所有工作人员在工作前完成至少一次院感现场培训，熟练防护服等防护措施正确使用，及防护通道的正确通行。

2）排班机制

实行24小时轮流值班制度，每4～6小时为1班次。针对特大型临时医疗救治点开舱收治高峰期、平稳运行期及亚定点医院升级期不同的收治特点，灵活调整医护人员污染区排班。以700个左右床位数临时医疗救治点为例，参考排班情况：舱长医生、护士各 2 名，分前、后舱区，下设医疗小组 8 组，包括医生 5 人一组，1 名组长 4 名组员；护理 16 人一组，1 名组长 15 名组员。实行 24 小时轮流值班制度，每 4 小时为 1 班次。每 4 个班次 1 组轮休。在临时医疗救治点开舱前 3 天(收治高峰期)每舱医护同时进 2 组医生＋2 组护理。特大型临时医疗救治点平稳运行期每舱 1 组医生＋1 组护理。亚定点升级床位改建后，相应扩充医生及护理组每组人数。

3）轮换机制

临时医疗救治点工作环境特殊、工作量较大，组长平时需主动关心队员的身体、心理情况，并畅通队员提出换防申请的渠道。临时医疗救治点医务组联合心理干预小组，定期评估、排摸队员的不稳定情绪并进行疏导。一般开舱 3 周左右需对全体队员进行一次心理评估(互不可见问卷形式)。同时。在队伍建设初期，需做好第二、第三梯队等换防人员名单储备。对于身体情况或精神状态等被评估为难以继续坚持工作岗位的人员，应尽快安排换防。

特大型临时医疗救治点人力资源配置与管理是一个系统工程，需要参考现有医院人力资源配置和管理有关的内容，还需结合既往特大型临时医疗救治点运营管理经验。人员配置还需考虑从事救援种类、临时医疗救治点规模、救援持续时间、人员技能熟练程度等多种因素，需要进行动态调配[127]。

6.4.2　医疗安全管理

与传统医院相比，特大型临时医疗救治点具有设计与施工周期短、基础设施简单、运行周转快、医疗与运行保障团队多为临时组建等特点。特大型临时医疗救治点应以"控制传染源、切断传播途径"，阻止疫情蔓延为目的。实现从入院到出院(转院)全流程管理，做到"入口快、过程监管、出口畅"，对入院患者准确快速分诊、快速收治、分类处理；对患者住院期间的诊疗方案、效果评价、重症预警、危重抢救及生活事宜开展全过程追踪；并做好患者的出院安排，保持急危重症患者转运通道的畅通[128]。

6.4.2.1　医疗管理体系建设

特大型临时医疗救治点工作总体目标是"以患者安全为中心"，通过建立医疗管理团队、制订医疗相关制度、落实医疗质控、明确应急及后转预案，保障特大型临时医疗救治点内患者的医疗安全及医疗质量，从而最大限度地挽救

患者生命,降低致残率和病死率。以下是医疗管理体系建设的几点要点:

1) 建立医疗管理组织框架

为了让特大型临时医疗救治点医疗工作顺利开展,发挥各医疗组的协同作用,需要建立良好的医疗管理组织框架及专家团队,包括建立医务管理专班组和医疗专家组。

医务管理组组长由托管医院派出的医务管理人员担任主任,各医疗队或各舱的医务管理人员加入医务处形成医疗管理组,做好医疗工作指令的上传下达以及医疗质控工作。

医疗专家组由医务处召集各舱医疗负责人以及不同专业的高年资医师组成。其职责是提升特大型临时医疗救治点的医疗质量,保障医疗安全,可通过会诊、多学科等救治模式提升治愈率。

2) 明确特大型临时医疗救治点的医疗管理岗位职责

特大型临时医疗救治点医疗岗位设置包括:医务管理组、各舱医疗主任、医疗组长、分诊医师。各岗位职责如下:

(1) 医务管理组负责落实医疗工作的整体安排,包括建立医疗规范和制度、医疗诊治流程及应急预案、多学科诊疗、出入院及病案管理以及医疗质量与安全管理等工作。

(2) 各组医疗主任负责落实管辖区域医师的人力资源统筹,落实医疗救治工作的开展和质量安全管理。

(3) 各组医疗组长负责每日落实管辖区域内医疗工作情况,落实各项诊疗常规,持续改进医疗流程。当发现问题时应尽快解决,必要时及时上报。

(4) 分诊医师在特大型临时医疗救治点收治患者时负责预检分诊、评估严重程度。当发现不符合收治标准的患者应及时上报;如遇大批量患者收治,应逐级上报并启动应急预案。

6.4.2.2 医疗运行管理要点

1) 制订特大型临时医疗救治点的诊疗规范

按照国家、地区针对相应疾病的诊疗规范为蓝本,制订特大型临时医疗救治点的诊疗规范。除原发疾病的诊疗规范外,还应制订针对伴有基础疾病等特殊人群(如儿童、老年人、未注射疫苗者或伴有合并症者)的详细观察计划、诊疗规范、重症化预警体系以及慢性疾病的延续性治疗,及时发现潜在风险者并进行必要的干预,切实落实转诊机制,确保急危重患者及时后送。

2）制订特大型临时医疗救治点的医疗管理制度

现有的成熟医疗管理制度与流程无法完全适应"战时"状态下的特大型临时医疗救治点运行。无论何种类型的特大型临时医疗救治点均按照医院医疗管理 18 项核心制度为蓝本,并根据特大型临时医疗救治点的医疗特点和管理面临的问题,制订相关医疗管理制度,包括分诊收治制度、分类分级救治及转诊制度、三级医师查房与多学科会诊制度、危重患者抢救制度等,因地制宜建立诊疗规范、操作规范以及质量控制规范,提高医疗及管理水平,从而确保医院高效运转及患者安全。

3）制订特大型临时医疗救治点的患者安全目标

特大型临时医疗救治点的安全隐患多,医疗管理必须关注细节问题,制订安全防范措施,"以患者为中心",落实"患者安全"为目标,如何正确识别身份、确保用药安全、加强医患沟通及医务人员间沟通、加强防范与减少意外伤害以及建立患者安全事件主动报告系统及反馈机制等显得尤为重要。

6.4.2.3　落实"患者安全"的措施

1）正确识别患者身份,严格执行查对制度

在做任何操作和治疗时,均至少使用除床号以外的 2 种标识进行患者认定,如姓名、出生日期、手腕带扫描等,确保在采集核酸、药物给予、转运、交接、出院各环节中身份识别无误。

2）确保用药安全,落实特殊药品审批制度

根据特大型临时医疗救治点医疗功能的不同,制订相应药品的清单,落实特殊药品审批及保障。开舱前,医务管理组应与临床专家、临床药师以及运行保障组共同分析特大型临时医疗救治点内药品需求。汇总整理原发病特殊治疗、对症支持治疗、基础疾病治疗、预防并发症以及急救药品目录和所需耗材。在运行过程中,依据实际需求对药品目录进行规范的申请、审批和增补。对于特殊药品,如精神类类药品,应根据有关法律、法规,结合特大型临时医疗救治点情况,落实规范的"申请—审批—调拨"全流程管理。

3）加强医患沟通及医务人员间沟通

在特大型临时医疗救治点,医护人员配置低于传统医院,更应该注重与患者之间的交流,充分尊重患者的知情权、选择权,能使患者积极支持、配合医疗工作,减少不必要的纠纷。传染病特大型临时医疗救治点的病床位置相对开放和集中,呈现群体性床位管理特点。同时,有关核酸检测、餐食发放、出院事项告知等,可通过广播系统实现,也可采用手机等智能设备,使信息有效地传递至患者。而野战特大型临时医疗救治点周转快,主要以心理评估、医疗急救、止痛为主,因此做好心理疏导、减轻疼痛、快速急救处置和及时后送能够明显缓解患者的焦虑、恐惧等情绪,预防创伤后应激障碍。

医务人员之间应建立规范化信息沟通交接程序,确保交接程序的正确执行。规范严格执行口头、电话和书面交接流程。医务人员通过多种沟通方式和渠道,加强跨专业协作,落实多学科诊疗,提升团队合作能力,更高效地救治患者。

4)加强防范与减少意外伤害,建立持续改进机制

特大型临时医疗救治点在建设初期的设计、施工可能存在不完全符合医疗、护理、院内感染流程的现象,需要因地制宜地进行检查和整改。必要时应建立"设计—建设—监理—医院—保障"五方协同机制,共同参与方案设计到工程验收全过程监管。定期进行现场巡回督查,重点关注安全、流程、质量等关键问题。保证舱内所有的设备设施在备用状态、所有的电路管道在安全状态、所有的标识清晰正确、所有的告知和流程上墙、所有的工作人员熟悉环境,尽可能消除安全隐患。

5)做好医疗资源保障,建立患者转运机制

为有效应对新发急性呼吸道传染病疫情防控,其中最主要的工作之一就是做好患者的高效、安全转运工作。根据患者的转运目的不同大致可分为三类:一是收治转运,及时将患者从确诊场所,如社区转运到特大型临时医疗救治点;二是转诊转运,特大型临时医疗救治点患者出现病情加重,须及时转到定点医院;三是出院转运,将符合出院标准的患者转运回居住地。

根据所在地的实际情况,组建各级转运专班,转运专班可由相关单位组成,如政府、卫健委、院前急救、公安、交通、民政、大数据局等,主要负责患者的信息收集、汇总,转运额度的分配,出院人员信息的收集、汇总、分发,院前急救车辆的统筹调度,保障转运车辆的正常通行,同时做好健康码转码、赋码,隔离酒店的统筹等工作。

另外，特大型临时医疗救治点、定点医院要抽调专人负责转运工作，组织协调患者的收治、转诊及出院工作，如表6-4和图6-1～图6-3所示。

表6-4　转运专班单位构成及职责

单　　位	职　　责
政府	转运工作的统筹协调、患者信息汇总、额度分配
卫健委	医疗救治、定点医院及转运医护人员的统筹安排
院前急救	院前急救车辆及人员的统筹调度
交通	社会车辆及人员的统筹调度
公安	交通保障，协同转运路线规划
民政	隔离酒店等场所的统筹调配，做好隔离人员的居住托底工作
特大型临时医疗救治点	患者收治、转诊及出院的组织安排
定点医院	转诊患者的医疗救治

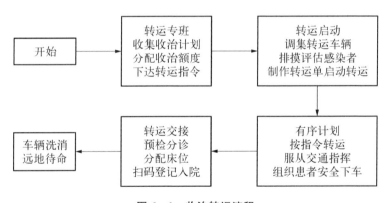

图6-1　收治转运流程

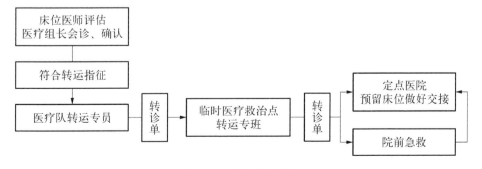

图6-2　转诊转运流程

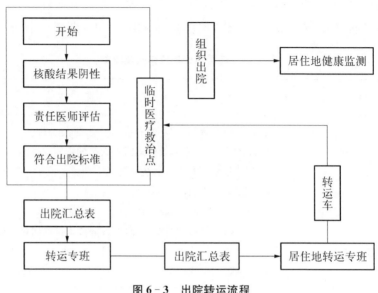

图 6-3　出院转运流程

6.4.3　护理管理

疫情期间特大型临时医疗救治点具有患者收治数量庞大、护理人力紧缺、工作任务重、工作强度大、护理队伍由来自多家医院的医疗队临时组建而成等特点。因此,救治点内护理工作面临着巨大的挑战。通过建立护理管理体系和护理运行管理制度,落实临时医疗救治点护理质量安全管理和应急管理,使各项护理工作达到同质化、标准化和规范化的要求,以确保护理工作平稳、有序、安全和顺利地运行。

为了让特大型临时医疗救治点各项护理工作顺利开展,需要建立良好的护理管理组织框架,包括建立护理行政组织框架和护理管理专班组。

6.4.3.1　护理行政组织框架

特大型临时医疗救治点的护理管理实行"护理部负责人(护理部主任)—各舱护理负责人(总护士长)—护理组长(护士长)"三级垂直扁平化管理。护理部负责人由特大型临时医疗救治点院长直接任命,在特大型临时医疗救治点履行护理部主任职责;各组护理负责人由各医疗队护理负责人担任,履行总护士长职责;护理组长由各医疗队护理负责人推荐,护理组长的设置数量根据舱内具体工作情况来确定,履行护士长职责。护理管理严格执行靠前指挥、现场管理的原则。

6.4.3.2　护理管理专班组

根据特大型临时医疗救治点组织构架,设立特大型临时医疗救治点护理管理专班组,具体包括:护理信息专班组、护理感控专班组、后勤保障专班组、物资保障专班组、检测标本采样专班组、沟通联络专班组和质量安全专班组;各组分别设组长一名,下设组员若干,专班组组长由特大型临时医疗救治点护理部负责人或各舱护理负责人推荐产生。各专班组分工明确、各尽其职、有效沟通、通力合作,保证特大型临时医疗救治点护理工作平稳、安全、有序地进行,护理专班组职责如下:

(1)护理信息专班组:负责与特大型临时医疗救治点信息组联络,保证舱内通信设备、信息设备、信息系统正常运行。

(2)护理感控专班组:负责各区域院感兼职护士的排班、落实院感质量督察,重点督察个人防护、日常消毒和职业暴露管理三大项目。

(3)后勤保障专班组:负责后勤相关工作,保证救治点内各类设施(水、电、移动厕所、沐浴区、洗漱区等)正常运行。

(4)物资保障专班组:负责根据救治点内临床实际运行需求,进行物资申请、发放和接收;做好舱内物资保障工作。

(5)检测标本采样专班组:负责组织救治点内患者完成检测标本采样工作;并根据院感要求,按时送检采样标本。

(6)沟通联络专班组:负责各部门之间沟通联络。

(7)质量安全组:监督和指导护理安全相关制度的执行情况。

6.4.3.3　护理运行工作岗位设置及职责

特大型临时医疗救治点护理岗位设置主要包括:护理部负责人、各舱护理负责人、护理组长、预检护士、舱内责任护士、舱外护士(按需)和院感兼职护士等。各护理岗位职责如下:

(1)护理部负责人(护理部主任)负责落实护理工作整体安排;负责特大型临时医疗救治点护理质量与安全管理;制订护理管理制度等。

(2)各组护理负责人(总护士长)负责落实各舱护理人力资源安排;落实管辖区域质量安全管理;统筹协调舱内各项工作。

(3)护理组长(护士长)负责每日督察管辖区域内护理工作完成情况,做好患者组织管理,保障患者正常生活。

（4）预检护士负责对收治患者进行初步预检分诊。

（5）组内责任护士负责接收新患者;落实舱内各项护理工作,包括为患者测量体温、正确执行医嘱、完成患者各类检测标本采样、定时巡视负责区域等,并配合医生完成医疗工作。

（6）院感兼职护士指导监督保洁人员按时消毒环境;跟踪污物处置。

与传统医院相比,临时医疗救治点具有设计、施工周期短,基础设施简单,开放床位数庞大,收治患者密度高,运行周转快,医疗和运行保障团队多为临时组建等特点。因此,临时医疗救治点的工作中会存在发生各类应急事件的可能,建立成熟的护理应急事件应对流程对保障临时医疗救治点工作的安全运行起到举足轻重的作用。

6.4.4　院感管理

特大型临时医疗救治点感染预防控制的目标是,既要避免特大型临时医疗救治点运行中各级各类工作人员发生感染,也要降低患者发生院内继发感染的风险,控制环境污染和次生灾害[129]。

特大型临时医疗救治点感染预防与控制团队由感控专家委员会、院级感控专班和医疗队感控组组成,在院长领导下开展感染防控工作。具体如图6-4[130]所示。

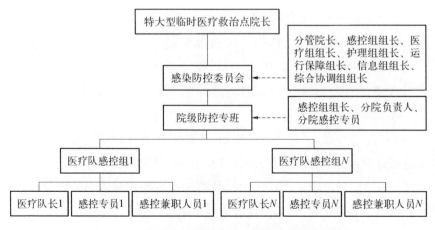

图6-4　特大型临时医疗救治点感染防控管理构架

　　为降低特大型临时医疗救治点内感染性病原体的传播风险,从特大型临时医疗救治点建筑设计到运行中各级各类工作人员行为规范,都应开展风险评估,实施综合感控风险应对,及时处理职业暴露情况,避免感染事件发生。

6.4.4.1　制订实施方案

　　根据特大型临时医疗救治点组织架构建立不同层级的风险管理体系和风险管理方案(见图 6-5)。风险管理方案应涵盖人员分工和职责、时间安排以及监督考核等内容,规定适用的风险评估方法、应保存的记录以及与其他项目、过程和活动的关联等。风险管理方案应得到特大型临时医疗救治点院长和感染控制委员会的批准。必要时,还应得到主管部门的批准。

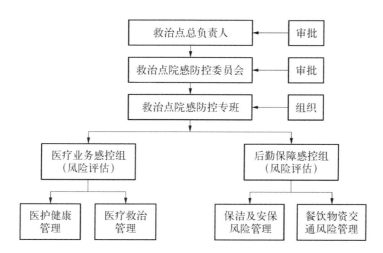

图 6-5　特大型临时医疗救治点感染防控风险管理体系

　　特大型临时医疗救治点感控三级管理不完全等同于常规院内感染防控管理,各级管理人员职责有特大型临时医疗救治点的特点,如表 6-5 所示。

表 6-5　特大型临时医疗救治点感染防控管理部门岗位职责表

岗 位 名 称	岗 位 职 责
特大型临时医疗救治点院长 医院感染管理委员会	全面组织和指导特大型临时医疗救治点感染防控 1. 建立制度、流程与应急预案 2. 应对感控突发事件 3. 处置感控重要事宜 4. 组织召开工作例会

续　表

岗　位　名　称	岗　位　职　责
院级感控组	1. 落实工作制度及工作流程 2. 沟通协调感控事宜 3. 教育培训 4. 监督和指导 5. 每日召开工作例会
医疗队感控专班	1. 传达并落实各项感控要求 2. 培训、考核医疗队员 3. 巡查感控措施落实情况 4. 职业暴露或健康监测 5. 环境采样 6. 发现病区感控问题、分析不足

6.4.4.2　风险评估

风险评估是一个系统的过程，用于收集信息、评估工作场所暴露或释放危害的可能性和影响，并确定适当的风险控制措施将风险降到可接受的水平。最为常用的风险评估方法是风险矩阵法，是一种能够把危险发生的可能性和伤害的严重程度综合评估风险大小的定性的风险评估方法。根据事件发生的可能性和后果严重性的组合，可将风险等级划分为低、中、高、极高 4 个级别。不同医院应该使用最能满足其独特需求的风险评估方法，包括定制化的评估方式、评分方法和参数定义[131]。

6.4.4.3　风险控制措施

（1）依据风险分析结果。当风险可接受时，可以通过制订相应的预防控制措施或保持已有的安全措施，防止事故的发生；当风险不可接受时，根据风险不可接受的程度和风险的特征采取相应的风险应对措施，以便消除、降低或控制风险。

（2）制订风险控制措施时，应首先考虑消除危险源，然后再考虑降低风险发生的可能性或严重程度，最后考虑采用个体防护装备。即：消除和替代、工程控制、管理、操作程序和操作行为、PPE 五个层级。如对移动厕所清洁人员职业暴露风险进行识别，综合分析其操作活动中可能接触大量感染性污水，提出在医务人员个人防护基础上增加防水围裙和雨靴等控制措施。

（3）基于风险评估可额外加强风险管控措施。如：针对新突发传染病等，在标准预防基础上增加管控措施；针对气候改变突然降雨，采取雨后加大消毒频次的措施；针对环境物表采样阳性时，立即暂停使用，终末消毒后再恢复使用。

6.4.5　数据管理

6.4.5.1　健康数据使用场景

特大型临时医疗救治点信息管理的过程，需要对患者信息和市民健康数据进行集成或者整合，主要有这么几个方面的使用场景：

1）患者转运环节，需要统一使用患者的身份标识

特大型临时医疗救治点患者是通过全市的转运平台进行调度和转运的，每个患者进舱和出舱需要通知转运平台患者的实时状态，便于转运平台对患者的调度统一管理。虽然患者的转运是根据转运平台的调度进行工作的，但是实际上患者会有各种原因延迟出舱，也需要实时汇报给转运平台。

2）核酸报告需要与患者健康数据进行关联

患者在特大型临时医疗救治点内治疗期间，需要采集标本进行核酸检测，为了方便患者第一时间知道自己的核酸结果，需要把特大型临时医疗救治点内的患者信息和市民健康数据保持一致，患者才能在自己的终端上随时查看核酸报告。

3）健康码和患者信息的关联

患者在特大型临时医疗救治点内完成治疗过程，具备出院解除隔离条件的时候，特大型临时医疗救治点的信息系统需要及时通知市民健康数据平台，把患者的健康码转为绿色，才能让患者顺利回到社区，接受下一步的健康管理。

6.4.5.2　医疗数据的互联互通

特大型临时医疗救治点运行过程中，需要和特大型临时医疗救治点外部的各类医疗相关的系统进行互联互通，才能保证特大型临时医疗救治点的高效顺畅运转。

1）核酸检验

特大型临时医疗救治点的信息系统需要与第三方核酸检测机构互联，一方面是传递舱内做核酸的患者信息，另一方面就是接收患者的核酸检验报告。

在核酸检测环节,对时效性要求较高,医生只有能尽快获得检测结果,才能判断患者第二天是否具备出院条件。

2）移动检验车

特大型临时医疗救治点内有部分患者需要通过临床检验进一步诊断病情。为了缩短标本运输的时间,特大型临时医疗救治点采用了移动检验车在特大型临时医疗救治点内部开展检验工作。信息系统需要为医生提供开具检验申请的工作界面,护士接收到医生的检验医嘱后进行采样和送检,移动检验车完成检验之后,通过系统接口回传报告给电子病历,并通知医生查看报告。

3）输液管理

医生可以为舱内患者开具输液医嘱,药房获得配药单后,配送药品给护士站,护士站对药品进行核对和冲配,核对患者身份后用药,并记录患者的用药记录。

4）移动 CT 车

对于需要做检查的情况,医生可以开具检查申请单,系统根据移动检查车的时间安排,预定患者的检查时间。护士根据检查时间安排,运送患者到移动CT 车进行检查。检查完成后,移动 CT 车会书写检查报告,传递给特大型临时医疗救治点的管理系统,并通知医生。

6.4.5.3　数据安全与保密

特大型临时医疗救治点涉及患者个人信息和相关敏感疾病信息,而基于个体信息的各种汇总和分析更是疫情防控的重要机密。因此,特大型临时医疗救治点数据安全应作为安全尤为重要。

根据数据生命周期的划分,特大型临时医疗救治点的数据安全管理主要涉及数据传输安全、数据存储安全、数据处理安全、数据使用安全和数据销毁安全等几个环节。

1）在数据传输安全方面

一是需要采用适当的加密保护措施,保证传输通道、传输节点和传输数据的安全,以及防止传输过程中的数据泄露。二是要保障传输网络的可用性,即通过网络基础设施及网络层数据防泄露设备的备份建设实现网络的高可用性,从而保证数据传输过程的稳定性。三是要对数据传输跟踪和记录,主要用于安全审计,包括但不限于数据格式信息、传输信息、数据提供方信息、数据接收方信息等。

2）在数据存储安全方面

一是存储介质安全。存储介质主要包括终端设备及服务器存储，要能够提供有效的技术和管理手段，防范出现由于对介质的不当使用而可能引发的数据泄露风险。二是存储数据的备份与恢复。需要定期执行数据备份和恢复，实现对存储数据的冗余管理，保护数据的可用性。

3）在数据处理安全方面

一是数据脱敏安全。根据相关法律法规和标准以及业务需求，给出数据的脱敏需求和规则，并对敏感数据进行脱敏处理。二是数据分析安全。在整个数据分析过程中，需要采取适当的安全控制措施，防止在数据分析过程中泄露高价值信息和隐私数据。三是数据处理环境安全。建立数据处理环境安全保护机制，提供统一的数据计算和开发平台，确保在数据处理的过程中有完整的安全控制管理和技术支持。

4）在数据使用安全方面

一是要明确数据共享的内容范围和管控措施，以及数据共享所涉及机构或部门中相关人员的职责和权限，明确数据提供者与共享数据使用者的数据安全责任和安全防护能力。二是要做好数据访问授权，授予某些用户主体允许或拒绝访问某些数据的权限，应当确保最小化授权，防止越权访问。

5）在数据销毁安全方面

一是网络存储数据销毁安全。需要建立硬销毁和软销毁的数据销毁方法和技术，确保以不可逆方式销毁敏感数据及其副本内容，比如覆写法、删除、格式化、文件粉碎等。二是介质存储数据销毁。采用介质销毁工具，包括但不限于物理摧毁等工具，比如捣碎法、剪碎法、焚毁法等。

参考文献

［1］ 国家卫生健康委员会.中国卫生健康统计年鉴 2022［M］.北京：中国协和医科大学出版社,2023.

［2］ 雷海潮,毛阿燕.全国大型医用设备技术效率分析［J］.医疗装备,2002,(1)：17－20.

［3］ 罗利,秦春蓉,罗永.基于马尔可夫决策过程的医疗检查预约优化模型［J］.运筹与管理,2014,23(6)：12－6.

［4］ Hidri L，Labidi M. Optimal physicians schedule in an intensive care unit；proceedings of the IOP Conference Series：Materials Science and Engineering, F［C］. 2016.

［5］ Huang Y-C，Lee P-T，Huang T-L. A rostering optimization model for physician scheduling in medical department-a case study in district hospital［J］. Journal of Industrial and Production Engineering, 2016, 33(8)：533－557.

［6］ Ganguly S, Lawrence S, Prather M. Emergency department staff planning to improve patient care and reduce costs［J］. Decision Sciences, 2014, 45(1)：115－145.

［7］ Winands E，De Kreuk A, Vissers J. Master scheduling of medical specialists［M］// Health operations management. Routledge, 2005：206－223.

［8］ Rousseau L-M, Pesant G, Gendreau M. A general approach to the physician rostering problem［J］. Annals of Operations Research, 2002, 115(1)：193－205.

［9］ Van Huele C, Vanhoucke M. Decomposition-based heuristics for the integrated physician rostering and surgery scheduling problem［J］. Health Systems, 2015, 4(3)：159－175.

［10］ Fügener A, Brunner J O, Podtschaske A. Duty and workstation rostering considering preferences and fairness：A case study at a department of anaesthesiology［J］. International Journal of Production Research, 2015, 53(24)：7465－7487.

［11］ Bowers M R, Noon C E, Wu W, et al. Neonatal physician scheduling at the university of tennessee medical center［J］. Interfaces, 2016, 46(2)：168－182.

［12］ Smalley H K, Keskinocak P, Vats A. Development of a handoff continuity score to improve pediatric icu physician schedule design for enhanced physician and patient continuity［J］. Critical Care, 2011, 15(5)：1－7.

［13］ Beaulieu H, Ferland J A, Gendron B, et al. A mathematical programming approach for scheduling physicians in the emergency room［J］. Health Care Management

Science，2000，3(3)：193－200.

［14］ Bruni R，Detti P. A flexible discrete optimization approach to the physician scheduling problem［J］. Operations Research for Health Care，2014，3(4)：191－199.

［15］ Topaloglu S，Ozkarahan I. A constraint programming-based solution approach for medical resident scheduling problems［J］. Computers & Operations Research，2011，38(1)：246－255.

［16］ Brunner J O，Bard J F，Kolisch R. Midterm scheduling of physicians with flexible shifts using branch and price［J］. IIE Transactions，2010，43(2)：84-109.

［17］ Franz L S，Miller J L. Scheduling medical residents to rotations：Solving the large-scale multiperiod staff assignment problem［J］. Operations Research，1993，41(2)：269－279.

［18］ Carter M W，Lapierre S D. Scheduling emergency room physicians［J］. Health Care Management Science，2001，4(4)：347－360.

［19］ Gutjahr W J，Rauner M S. An aco algorithm for a dynamic regional nurse-scheduling problem in austria［J］. Computers & Operations Research，2007，34(3)：642－666.

［20］ Puente J，Gómez A，Fernández I，et al. Medical doctor rostering problem in a hospital emergency department by means of genetic algorithms［J］. Computers & Industrial Engineering，2009，56(4)：1232－1242.

［21］ Fügener A，Brunner J O. Planning for overtime：The value of shift extensions in physician scheduling［J］. INFORMS Journal on Computing，2019，31(4)：732－744.

［22］ 朱华波,唐加福,宫俊.具有 i2 型路由策略的门诊多阶段排队系统中护士优化配置方法［J］.信息与控制,2014,43(2)：217－222.

［23］ 刘强,谢晓岚,刘冉,等.面向动态时变需求的急诊科医生排班研究［J］.工业工程与管理,2015,20(6)：122－129.

［24］ 杨琨,刘玉欣,杨之涛,等.面向高度时变不确定患者需求的急诊医生周排班方法研究［J］.工业工程与管理,2020,25(3)：171－178.

［25］ Defraeye M，Van Nieuwenhuyse I. Staffing and scheduling under nonstationary demand for service-a literature review［J］. Omega，2016，58：4－25.

［26］ Yom-Tov G B，Mandelbaum A. Erlang-r：A time-varying queue with reentrant customers，in support of healthcare staffing［J］. Manufacturing & Service Operations Management，2014，16(2)：283－299.

［27］ El-Rifai O，Garaix T，Augusto V，et al. A stochastic optimization model for shift scheduling in emergency departments［J］. Health care management science，2015，18(3)：289－302.

［28］ Chen G，Govindan K，Yang Z，et al. Terminal appointment system design by non-stationary m(t)/ek/c(t) queueing model and genetic algorithm［J］. International Journal of Production Economics，2013，146(2)：694－703.

［29］ Hillier F S. Introduction to operations research ［M］. Tata McGraw-Hill

Education，2012.

[30] Green L，Soares J. Note-computing time-dependent waiting time probabilities in mt/m/st queuing systems[J]. Manufacturing and Service Operations Management，2007，9(1)：54－61.

[31] Lan S，Fan W，Yang S，et al. Solving a multiple-qualifications physician scheduling problem with multiple types of tasks by dynamic programming and variable neighborhood search[J]. Journal of the Operational Research Society，2021：1－16.

[32] Niroumandrad N，Lahrichi N. A stochastic tabu search algorithm to align physician schedule with patient flow[J]. Health care management science，2018，21(2)：244－258.

[33] Liu R，Xie X. Weekly scheduling of emergency department physicians to cope with time-varying demand[J]. IISE Transactions，2021：1－30.

[34] Whitt W. The pointwise stationary approximation for m_t/m_t/smt/mt/s queues is asymptotically correct as the rates increase[J]. Management Science，1991，37(3)：307－314.

[35] Green L V，Kolesar P J，Soares J. Improving the sipp approach for staffing service systems that have cyclic demands[J]. Operations Research，2001，49(4)：549－564.

[36] Green L，Kolesar P. The pointwise stationary approximation for queues with nonstationary arrivals[J]. Management Science，1991，37(1)：84－97.

[37] Davis J L，Massey W A，Whitt W. Sensitivity to the service-time distribution in the nonstationary erlang loss model[J]. Management Science，1995，41(6)：1107－1116.

[38] Feldman Z，Mandelbaum A，Massey W A，et al. Staffing of time-varying queues to achieve time-stable performance[J]. Management Science，2008，54(2)：324－338.

[39] Massey W A，Whitt W. An analysis of the modified offered-load approximation for the nonstationary erlang loss model[J]. The Annals of applied probability，1994，4(4)：1145－1160.

[40] Liu Y N，Whitt W. Stabilizing customer abandonment in many-server queues with time-varying arrivals[J]. Operations Research，2012，60(6)：1551－1564.

[41] Liu Y. Staffing to stabilize the tail probability of delay in service systems with time-varying demand[J]. Operations Research，2018，66(2)：514－534.

[42] Belaqziz S，Bouyahia F，Elhaq S L，et al. Modeling vehicle queues at a marine container terminal using non-stationary queuing approach: proceedings of the 2018 International Conference on Systems，Signals and Image Processing（IWSSIP），F [C]. 2018.

[43] Chen G，Govindan K，Yang Z Z. Managing truck arrivals with time windows to alleviate gate congestion at container terminals[J]. International Journal of Production Economics，2013，141(1)：179－188.

[44] Niyirora J，Zhuang J. Fluid approximations and control of queues in emergency

departments[J]. European Journal of Operational Research，2017，261（3）：1110 - 1124.

[45] Liu R，Fan X，Wu Z，et al. The physician scheduling of fever clinic in the covid-19 pandemic[J]. IEEE Transactions on Automation Science and Engineering，2022，19：709 - 723.

[46] Defraeye M，Van Nieuwenhuyse I. Controlling excessive waiting times in small service systems with time-varying demand：An extension of the isa algorithm[J]. Decision Support Systems，2013，54（4）：1558 - 1567.

[47] Shi P Y，Chou M C，Dai J G，et al. Models and insights for hospital inpatient operations：Time-dependent ed boarding time[J]. Management Science，2016，62（1）：1 - 28.

[48] Pan X，Geng N，Xie X，et al. Managing appointments with waiting time targets and random walk-ins[J]. Omega，2020，95（C）：102062.

[49] Lee H R，Lee T. Markov decision process model for patient admission decision at an emergency department under a surge demand[J]. Flexible Services and Manufacturing Journal，2018，30（1 - 2）：98 - 122.

[50] 林罗丹,谢晓岚,刘冉.面向时变需求的急诊室医生周排班研究[J].工业工程与管理，2017,22（04）：55 - 61＋7.

[51] Chan C W，Farias V F，Bambos N，et al. Optimizing intensive care unit discharge decisions with patient readmissions[J]. Operations Research，2012，60（6）：1323 - 1341.

[52] Li X J，Liu D C，Geng N，et al. Optimal icu admission control with premature discharge[J]. Ieee Transactions on Automation Science and Engineering，2019，16（1）：148 - 164.

[53] Bai J，Fügener A，Gönsch J，et al. Managing admission and discharge processes in intensive care units[J]. Health Care Management Science，2021，24：666 - 685.

[54] Kim S H，Chan C W，Olivares M，et al. Icu admission control：An empirical study of capacity allocation and its implication for patient outcomes[J]. Management Science，2015，61（1）：19 - 38.

[55] Hulshof P J H，Boucherie R J，Hans E W，et al. Tactical resource allocation and elective patient admission planning in care processes[J]. Health Care Management Science，2013，16（2）：152 - 166.

[56] Ayvaz N，Huh W T. Allocation of hospital capacity to multiple types of patients[J]. Journal of Revenue and Pricing Management，2010，9（5）：386 - 398.

[57] Dai J，Geng N，Xie X. Dynamic admission quota control with controllable and uncontrollable demands and random service time ［J］. IEEE Transactions on Automatic Control，2020，66（6）：2925 - 2932.

[58] Tsai J，Weng S，Liu S，et al. Adjusting daily inpatient bed allocation to smooth

emergency department occupancy variation[J]. Healthcare, 2020, 8(2): 78 - 85.

[59] Holm L B, Lurås H, Dahl F A. Improving hospital bed utilisation through simulation and optimisation: With application to a 40% increase in patient volume in a norwegian general hospital[J]. International Journal of Medical Informatics, 2013, 82(2): 80 - 89.

[60] Rodrigues F F, Zaric G, Stanford D. Discrete event simulation model for planning level 2 "step-down" bed needs using nems[J]. Operations Research for Health Care, 2018, 17(1): 42 - 54.

[61] Diamant A, Milner J, Quereshy F. Dynamic patient scheduling for multiappointment health care programs[J]. Production and Operations Management, 2018, 27(1): 58 - 79.

[62] Pan X, Song J, Zhang B. Patient admission control in a hierarchical healthcare system[J]. IFAC Papersonline, 2017, 50(1): 4636 - 4641.

[63] 周晓鸣,叶春明,王爽.考虑临时床位的病床联合分配问题[J].计算机与数字工程,2021,49(1): 111 - 116.

[64] 罗捷,陆雨薇.基于时间窗预约的择期住院病人入院调度问题———一种新型的预约模式[J].轻工科技,2019,35(09): 90 - 3+101.

[65] 吕鸣,寇博,周支立.肿瘤科化疗病人入院安排问题研究[J].工业工程与管理,2017,22(01): 122 - 126+33.

[66] 万志远,刘勤明,叶春明,等.突发事件下的医院应急资源动态分配模型研究[J].计算机应用研究,2020,37(02): 456 - 459+69.

[67] Gedik R, Zhang S F, Rainwater C. Strategic level proton therapy patient admission planning: A markov decision process modeling approach[J]. Health Care Management Science, 2017, 20(2): 286 - 302.

[68] Batista A, Vera J, Pozo D. Multi-objective admission planning problem: A two-stage stochastic approach[J]. Health Care Management Science, 2020, 23(1): 51 - 65.

[69] Hulshof P J, Mes M R, Boucherie R J, et al. Patient admission planning using approximate dynamic programming[J]. Flexible services and Manufacturing Journal, 2016, 28(1 - 2): 30 - 61.

[70] Liu R, Xie X L. Physician staffing for emergency departments with time-varying demand[J]. Informs Journal on Computing, 2018, 30(3): 588 - 607.

[71] 文静,耿娜,XIE X,等.基于仿真的急诊室动态调度研究[J].工业工程与管理,2021,26(03): 160 - 167.

[72] 闫润珍.中国院前急救的标准化问题[J].基层医学论坛,2016,21: 2974 - 2975.

[73] 吕传柱.中国院前急救近十年的发展及未来展望[J].中华急诊医学杂志,2011,20(6): 568 - 570.

[74] 贺买宏,王林,贺如.我国卫生资源配置状况及公平性研究[J].中国卫生事业管理,2013,30(3): 197 - 199.

［75］虎慧泽.城市院前紧急医疗资源的管理与调度［Z］.2019.

［76］Toregas C，Toregasswain R，Revelle C，et al. The location of emergency service facilities［J］. Operations Research，1971，19(6)：1363 - 1373.

［77］Church R L，Revelle C. The maximal covering location problem［J］. Papers of the Regional Science Association，1974，32(1)：101 - 118.

［78］Revelle C. Review，extension and prediction in emergency service siting models［J］. European Journal of Operational Research，1989，40(1)：58 - 69.

［79］Revelle C，Hogan K. The maximum availability location problem［J］. Transportation Science，1989，23(3)：192 - 200.

［80］Schilling D A，Elzinga D J，Cohon J，et al. The team/fleet models for simultaneous facility and equipment sitting［J］. Transportation Science，1979，13：163 - 175.

［81］Daskin M S，Stern E H. A hierarchical objective set covering model for emergency medical service vehicle deployment［J］. Transportation Science，1981，15：137 - 152.

［82］Daskin M S. A maximum expected location model：Formulation，properties and heuristic solution［J］. Transportation Science，1983，7：48 - 70.

［83］Davis S G. Analysis of the deployment of emergency medical services［J］. Omega，1981，9(6)：655 - 657.

［84］Charnes A，Cooper W W. Chance-constrained programming［J］. Management Science，1959，6(1)：73 - 79.

［85］Kolesar P，Walker W E. An algorithm for the dynamic relocation of fire companies ［J］. Operations Research，1974，22(2)：249 - 274.

［86］Pieter L V D B，Aardal K. Time-dependent mexclp with start-up and relocation cost ［J］. European Journal of Operational Research，2015，242(2)：383 - 389.

［87］Zarandi M H F，Davari S，Sisakht S A H. The large-scale dynamic maximal covering location problem［J］. Mathematical & Computer Modelling，2013，57(3 - 4)：710 - 719.

［88］Toro-Diaz H，Mayorga M E，Chanta S，et al. Joint location and dispatching decisions for emergency medical services［J］. Computers & Industrial Engineering，2013，64(4)：917 - 928.

［89］Toro-Diaz H，Mayorga M E，Mclay L A，et al. Reducing disparities in large-scale emergency medical service systems［J］. Journal of the Operational Research Society，2015，66(7)：1169 - 1181.

［90］Alanis R，Ingolfsson A，Kolfal B. A markov chain model for an ems system with repositioning［J］. Production & Operations Management，2013，22(1).

［91］马云峰,杨超,张敏.基于时间满意的最大覆盖选址问题［J］.中国管理科学,2006,14(2)：45 - 51.

［92］翁克瑞,杨超.多分配枢纽站最大覆盖选址问题［J］.工业工程与管理,2007,(1)：40 - 44.

[93] 吴瑶.城市突发公共事件伤员救治出救点选择与车辆路径集成优化研究[Z].2011.

[94] 葛春景.重大突发事件应急设施多重覆盖选址模型及算法[J].运筹与管理,2011,20(5):50-56.

[95] 胡丹丹.考虑服务数量和服务时间的紧急救援站选址[J].公路交通科技,2012,29(10):132-136.

[96] 乔联宝,朱华桂.基于排队模型的β可靠性最大覆盖应急服务车辆选址:模型与算法[J].复旦学报(自然科学版),2013,52(2):167-176.

[97] Ting J Y. The potential adverse patient effects of ambulance ramping, a relatively new problem at the interface between prehospital and ed care[J]. Journal of Emergencies Trauma and Shock, 2008, 1(2): 129.

[98] Cooney D R, Wojcik S, Naveen S, et al. Evaluation of ambulance offload delay at a university hospital emergency department[J]. International Journal of Emergency Medicine, 2013, 6(1): 15.

[99] 刘菲,王晓岩,姜悦.急性心肌梗死介入治疗院内延迟的影响因素[J].中国医药导报,2018,15(11):173-177.

[100] Creemers S, Belien J, Lambrecht M. The optimal allocation of server time slots over different classes of patients[J]. European Journal of Operational Research, 2012, 219(3):508-521.

[101] Leo G, Lodi A, Tubertini P, et al. Emergency department management in Lazio, Italy[J]. Omega, 2016, 58:128-138.

[102] Ramirez-Nafarrate A, Baykal Hafizoglu A, Gel E S, et al. Optimal control policies for ambulance diversion[J]. European Journal of Operational Research, 2014, 236(1):298-312.

[103] Laan C M, Vanberkel P T, Boucherie R J, et al. Offload zone patient selection criteria to reduce ambulance offload delay[J]. Operations Research for Health Care, 2016, 11:13-19.

[104] Carter A J E, Gould J B, Vanberkel P, et al. Offload zones to mitigate emergency medical services (ems) offload delay in the emergency department: A process map and hazard analysis[J]. CJEM, 2015, 17(06):670-678.

[105] Almehdawe E, Jewkes B, He Q M. A markovian queueing model for ambulance offload delays[J]. European Journal of Operational Research, 2013, 226(3):602-614.

[106] Almehdawe E, Jewkes B, He Q M. Analysis and optimization of an ambulance offload delay and allocation problem[J]. Omega, 2016, 65:148-158.

[107] Kang K, Doroudi S, Delasay M, et al. A queueing-theoretic framework for evaluating transmission risks in service facilities during a pandemic[J]. Production and Operations Management, 2021, 4:1-18.

[108] 杜少甫,谢金贵,刘作仪.医疗运作管理:新兴研究热点及其进展[J].管理科学学报,

2013,16(8)：1 - 19.

[109] 杨善林,丁帅,顾东晓,等.医联网：新时代医疗健康模式变革与创新发展[J].管理科
学学报,2021,10：1 - 11.

[110] 王建军,代宗利,侯晓文.跨科室资源共享模式下择期病人手术室调度研究[J].系统
工程理论与实践,2021,41(11)：2947 - 2962.

[111] 彭春,李金林,王珊珊,等.考虑下游 ICU 病床容量约束的鲁棒手术计划调度[J].系
统工程理论与实践,2018,38(3)：623 - 633.

[112] Erhard M, Schoenfelder J, Fügener A, et al. State of the art in physician scheduling
[J]. European Journal of Operational Research, 2018, 265(1)：1 - 18.

[113] Green L V, Soares J, Giglio J F, et al. Using queueing theory to increase the
effectiveness of emergency department provider staffing[J]. Academic Emergency
Medicine, 2006, 13(1)：61 - 68.

[114] Erhard M. Flexible staffing of physicians with column generation[J]. Flexible
Services and Manufacturing Journal, 2021, 33(1)：212 - 252.

[115] Liu R, Xie X. Physician staffing for emergency departments with time-varying
demand[J]. INFORMS Journal on Computing, 2018, 30(3)：588 - 607.

[116] Stolletz R, Brunner J O. Fair optimization of fortnightly physician schedules with
flexible shifts[J]. European Journal of Operational Research, 2012, 219 (3)：
622 - 629.

[117] 曾伏娥,王瑞娟,池韵佳.可及性视角下医疗组织分布特征及其对疫情防控的影响研
究[J].管理学报,2021,18(5)：643 - 652.

[118] 古君庆,孙各琴,刘赛平.新冠肺炎流行期非定点医院发热门诊防控中流程管理方案
制定及实施研究[J].现代医院,2021,21(5)：781 - 783.

[119] 张洁利,陈典洁,靳寸朵,等.2019 冠状病毒病流行期间发热门诊护士排班模式探讨
[J].解放军医学院学报,2020,(2)：114 - 116＋24.

[120] Güler M G, Geçici E. A decision support system for scheduling the shifts of
physicians during covid - 19 pandemic[J]. Computers & Industrial Engineering,
2020, 150：106874.

[121] Liu R, Fan X, Wu Z, et al. The physician scheduling of fever clinic in the covid-19
pandemic[J]. IEEE Transactions on Automation Science and Engineering, 2021：
709 - 723.

[122] Chen G, Govindan K, Yang Z-Z, et al. Terminal appointment system design by non-
stationary m(t)/e-k/c(t) queueing model and genetic algorithm[J]. Int J Product
Econ, 2013, 146(2)：694 - 703.

[123] Grassmann W. The convexity of the mean queue size of the m/m/c queue with
respect to the traffic intensity[J]. Journal of Applied Probability, 1983, 20(4)：
916 - 919.

[124] Chen S, Zhang Z, Yang J, et al. Fangcang shelter hospitals: A novel concept for

responding to public health emergencies[J]. 2020，395(10232)：1305‒1314.

[125] 吴国安,王敏,魏丽荣.重大疫情期间医疗救治定点医院平战结合的管理[J]首都公共卫生.2021,15(04)：237‒239.

[126] 王一镗.中华医学百科全书-灾难医学[M].中国协和医科大学出版社,2017.

[127] 国家卫生健康委员会办公厅.关于印发《国家卫生应急队伍管理办法(试行)》的通知.卫办应急发[2010]183 号[Z].2010.

[128] 杨之涛,景峰,吴文娟,等.方舱医院建设与运行管理探索[J].内科理论与实践,2022,17(02)：117‒122.

[129] International Organization For S. Medical laboratories—application of risk management to medical laboratories - first edition[Z]. 2020.

[130] 吴文娟,雷撼.方舱医院感染控制手册-新型冠状病毒肺炎疫情防控实务[M].上海：上海科学技术出版社,2020.

[131] 中国疾病预防控制中心新型冠状病毒肺炎应急响应机制重点场所防护与消毒技术组.新型冠状病毒肺炎疫情期间重点场所防护与消毒技术和要求[J].中华预防医学杂志,2020,54(4)：340‒340.

索引